MAYUMI

／監修　蔡麗蓉／翻譯

超高效

女子瘦身肌力訓練

先練核心深層肌、再練單一部位！
改變肌力訓練順序，成功瘦出微肌曲線。

練體幹，才是瘦身美體的基本功！

「女生也需要練體幹」——其實，「正因為是女生」，所以才需要鍛鍊「體幹力」。

過去有一段很長的時間，我一直以為，就算不練體幹肌力，一樣能夠美美的，胖一點也無所謂，上了年紀也沒有不方便之處。但是，某天我突然發現，「體幹無力是不行的」，以及「我不想再這樣下去了」。

這個轉變，起因於一件微不足道的小事，因為我的腹部開始鬆弛、有贅肉。明明想要打扮得美美的讓自己開心，沒想到竟然聽到其他人提醒我的姿勢不佳，還有走路方式不正確，讓我覺得好沮喪。當時我很容易發胖，又很難瘦下來，開始覺得外出與朋友碰面是件麻煩事。不知不覺想穿著遮得住身材曲線的衣服，絆倒或撞傷的情形愈來愈常發生……。

事實上，這些煩惱全都是我的體幹無力所引起，當體幹力不足、且支撐身體的肌肉無法妥善發揮功能時，將造成腰部、肩膀及各個關節的負擔。

當身體能能使用的肌肉減少，代謝也會變差，進而陷入無法自在活動的惡性循環當中。鍛鍊體幹核心能打破這種惡性循環，幫助我們打造健康且循環代謝佳的身體，造就緊實的背部以及美麗的腹肌，帶來自信與動人光采。

我希望能藉由本書，讓更多女生展現出更加閃耀的笑容，度過愉悅的每一天。正因有這樣的想法，我才會推出這本健身書。書中所介紹的鍛鍊方法，完全不需要用到特別的工具，相信大家一定可以找到自己喜歡、並容易感受到成效的鍛鍊方式。若你才剛開始練肌力、練核心，請從其中一種鍛鍊法持之以恆地做下去。從事適合自己的運動，才能激起鍛鍊核心的動力，最重要的就是養成鍛鍊的習慣。堅持且持之以恆地做下去，你的觀念將有所改變，身體也會一步步發生轉變，相信你將逐漸往緊實的腹肌、凹凸有致的身材曲線更近一步。本書彙集了許多技巧，告訴各位如何培養掌控身體的力量，以及扎實的「體幹力」。

每個核心鍛鍊法內容，都有鍛鍊部位、方法、難易度、錯誤姿勢等詳細的圖解說明

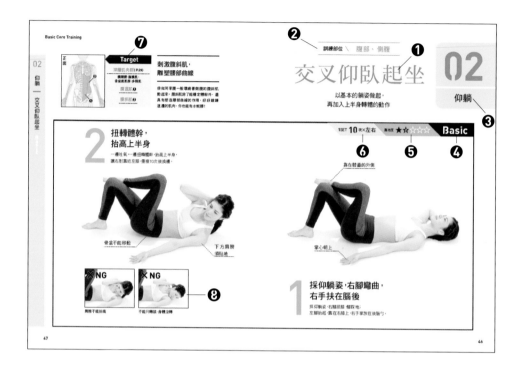

⓪ **會練到的重點肌肉**

同時用圖解的方式標出訓練動作中會鍛鍊到的主要肌肉。

⓪ **補充說明**

解說每個訓練法的重點。

其他標示

NG…經常出現的NG姿勢
Side…從側面看的正確姿勢
Variation…手腳在鍛鍊姿勢中的相對位置

④ **難易度**

（Basic / Easy / Hard）

基本訓練法定位「Basic」；比Basic更簡單的動作為「Easy」；比Basic困難的動作為「Hard」。

⑤ **整體分級**（5個等級）

在本書所介紹的所有核心訓練法中，相對困難或簡單的等級。

⑥ **參考次數**

動作的回數和次數。

① **訓練法名稱**

訓練法的名稱。

② **有效果的部位**

可看出緊實效果的部位，做動作時主要鍛鍊到的部位。

③ **姿勢**

屬於哪一種姿勢的分類。
※書中將訓練法分類成5種姿勢（見P.34）。

你的目標是什麼？

透過適合自己的方式，
養成天天練體幹肌力的習慣。

「想改善不同部位的 瘆緊痛 」

請從針對各個部位、 改善效果的
動作組合 （P.129）， 選擇能夠
解決各部位瘆緊痛的訓練法。

「想要輕鬆地、 稍微流點汗就好的動作 」

可以看站著就能做的10分
鐘運動 （P.156），或是坐
著 就 能 做 的10分 鐘 運 動
（P.158）。

「想成為 易瘦體質 」

請 每 天 養 成 做 呼 吸 運 動
（P.36）的習慣，以藉由呼
吸活化體幹的肌肉。

「想要集中鍛鍊 不滿意的部位 」

請從不同部位訓練法 （P.107）
以及各個部位、 不同目的動作組
合 （P.129）中， 選擇能有效鍛
鍊目標部位的訓練法。

「想要確實鍛鍊體幹 」

先把基本的核心訓練法 （P.39）
學會，接著再從仰躺姿～站姿，
由簡單的動作開始努力精進，依
序從Easy→Basic→Hard挑戰下
去！

「超想要有 美麗的腹肌！ 」

可嚐試特別訓練菜單 （P.97），
也就是能均衡鍛鍊腹肌的動作組
合，專攻腹肌的鍛鍊！

[訓練時的注意事項]
▶生病或受傷時請向專家諮詢，經專家同意後再進行訓練。
▶身體不適時、飲酒時、疲勞不堪時請勿進行訓練。
▶鍛鍊期間如有感覺疼痛或身體不適時，請立即停止訓練。
▶鍛鍊時請自行考量體力及實力，責任自負，並留意不合理的負荷或姿勢。
▶效果將因人而異。

Contents

訓練動作清單列表
Training List

Part2 基本的核心訓練

仰躺

02 交叉仰臥起坐 ▶P.46
Basic

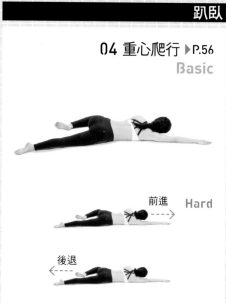

Easy

Hard

01 曲膝抬腿 ▶P.40
Basic

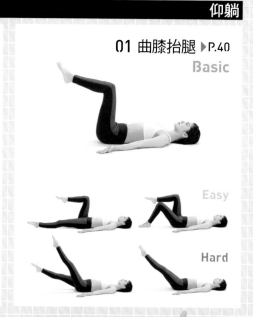

Easy

Hard

趴臥

04 重心爬行 ▶P.56
Basic

Hard

前進 ----▷

後退 ◁----

側躺

03 側棒式
▶P.50
Basic

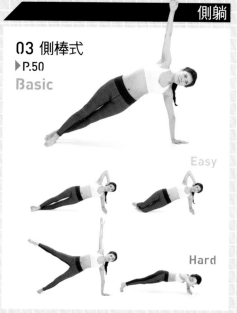

Easy

Hard

趴臥～四足跪姿	趴臥

06 棒式撐體 ▶P.64
Basic

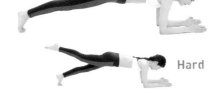

Hard

05 陸上打水 ▶P.60
Basic

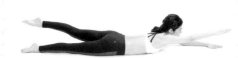

Easy

	趴臥～四足跪姿

08 伏地側抬腿 ▶P.72
Basic

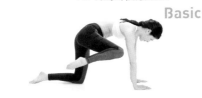

Hard　　Easy

07 棒式側抬腿 ▶P.68
Basic

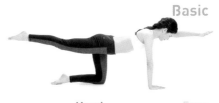

Hard　　Easy

	四足跪姿

10 跪姿側抬腿 ▶P.80
Basic

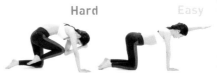

Hard　　Easy

09 跪姿超人式 ▶P.76
Basic

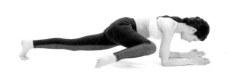

Hard　　Easy

12
坐姿抬腿
▶P.86

Basic

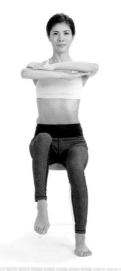

11
合掌抬手
▶P.84

Basic

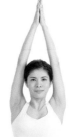
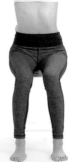

14
單腳平衡練習
▶P.92

Basic

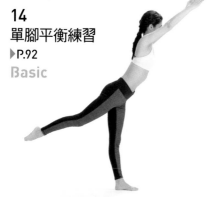

Hard   Easy

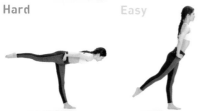

13
螺旋扭腰
▶P.88

Basic

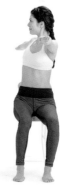

Hard   Easy

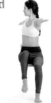
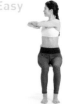

Part4 不同部位的全身肌力訓練

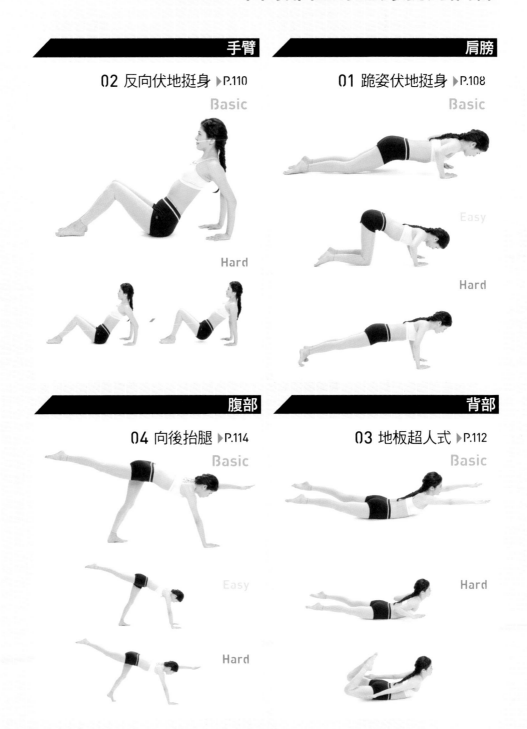

手臂

02 反向伏地挺身 ▶P.110

Basic

Hard

肩膀

01 跪姿伏地挺身 ▶P.108

Basic

Easy

Hard

腹部

04 向後抬腿 ▶P.114

Basic

Easy

Hard

背部

03 地板超人式 ▶P.112

Basic

Hard

臀部～大腿後側

06 側躺屈膝抬腿 ▶P.118

Basic

Hard

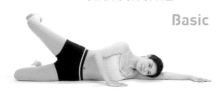

臀部～大腿根部

05 腿肌深蹲
▶P.116

Basic

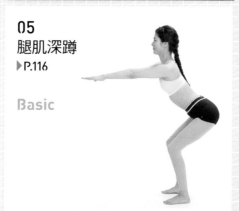

腿部

08 腳尖開合 ▶P.122

Basic

Hard

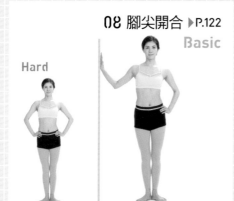

07 弓箭步深蹲
▶P.120

Basic

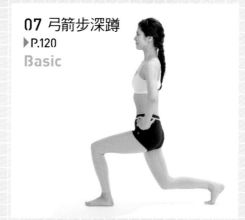

全身

10 單腳前後抬腿 ▶P.126

Easy Basic

Hard

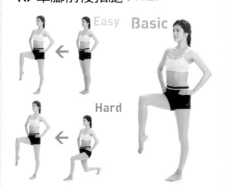

腿部

09 芭蕾深蹲
▶P.124

Basic

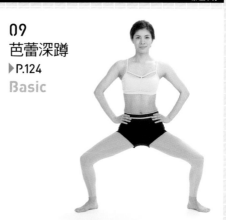

Part

1

練體幹深層肌
瘦出標準美體

Individual Parts Training

女生為什麼要練體幹？
開始鍛鍊前，該做哪些事前準備？
想像夢想中的身材，拿出鬥志來！

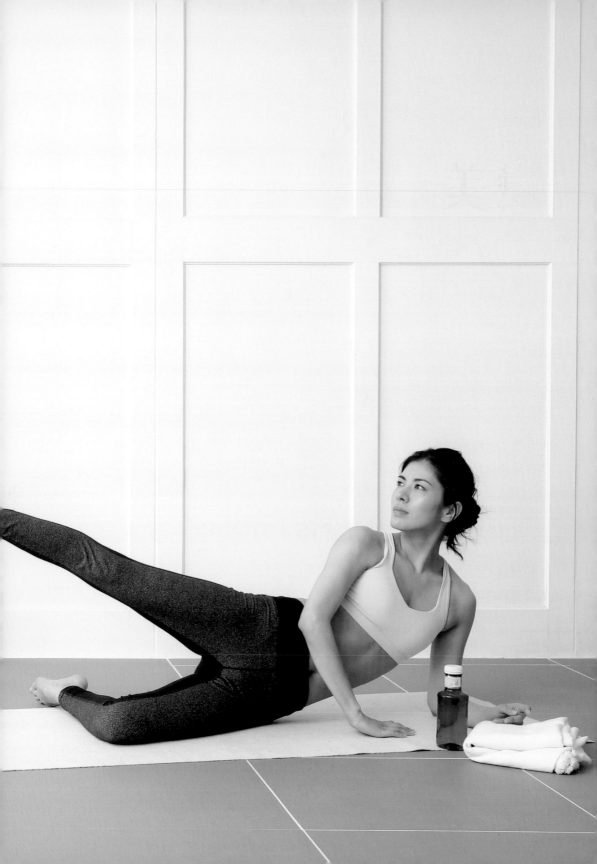

變美的理由
Why does it bring your own beauty?

改變觀念。
改變生活方式。

體幹肌力訓練,
就是讓妳感覺身體、自我客觀審視的訓練。

讓妳更健康、更積極,
還能生活得更美麗、更悠然自在。

千錘百煉,
打造自我調節力。

練肌力、練核心
才能養出肌肉線條

為何 「體幹」是練肌與瘦身的重點？核心訓練與一般的肌力訓練有何不同？
從功能、部位、訓練效果等方面，告訴你體幹肌力有多重要。

何謂體幹？

簡單來說，體幹就是身體的中心部位，也就是人類身體去除頭部以及左右手腳的部分，包括骨頭、關節、肌腱、韌帶等等，都稱作體幹。很多人或許會將體幹直接聯想到腹部，但是體幹指的不只是腹肌而已，還包含胸部、腰部、背部周圍的身體中心部位，有時也會稱作「核心」，具有「中心」、「芯」之意。

體幹的功能是什麼？

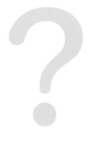

在人體做動作時，由於體幹會發揮軸心或重心的作用，因此運動選手會訓練核心以提升運動表現。

此外，體幹還具有維持姿勢以支撐身體，並有打造人體基礎動作的重要功能。

除了瘦身，鍛鍊體幹還有什麼好處？

透過體幹的鍛鍊，可帶來許多好處：養成正確姿勢，減輕全身僵硬及疼痛等等，並能打造美麗的身材曲線，由內而外調理體質，可以為女生帶來許多額外的好處。女性的肌力較男性弱，骨盆容易歪斜，藉由活化骨盆周圍的肌肉，一定可讓你確實感受到身體的改變。

體幹的肌肉是什麼？

體幹的肌肉稱作體幹肌群，分成接近身體表面的外層肌肉（outer muscle），以及位在身體深層的深層肌肉（Inner muscle）。深層肌肉可維持關節的位置，肩負調整姿勢的職責。因此體幹訓練最重要的一點，就是將注意力放在深層肌肉上，使之確實運作。

什麼是「體幹訓練」？

本書所提及的「體幹訓練」，並非單純鍛鍊身體的部分而已，目的是想要運動到更接近內臟的深層肌肉。使支撐內臟的肌肉能有效運作，並打造外層肌肉與深層肌肉達到平衡、柔軟且強健有力的體幹！

訓練「深層肌肉群」
連呼吸都能練肌力

與呼吸有關的四種肌肉，常被忽視；
一旦調整正確呼吸的方式，就能擁有優美的體態。

※「核心」一詞的定義參考自（一財）
Japan Core Conditioning Association（JCCA）。

如何使深層肌肉群運作？

想讓深層肌有效發揮功能，必須特別留意位在腹部的深層肌肉，也就是橫隔膜、腹橫肌、骨盆底肌群、多裂肌。這些肌肉也稱作深層肌肉群，與呼吸、維持姿勢、穩固內臟具有密切關係。雖不起眼，卻掌控了人類生存的根本機能，是十分重要的器官。

除了經由鍛鍊，使肌肉強健之外，還須讓肌肉正確發揮功能，逐步強化身體的體質。

位於核心群的4大肌肉

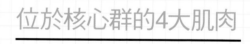

〔橫隔膜〕位於肋骨下方、圓蓋狀的肌肉，吸氣時會用到。

〔多裂肌〕由後方支撐背部，並與穩定骨盆位置有關。

〔腹橫肌〕從脊椎像束腹一樣包覆腹部，維持腹部的壓力。

〔骨盆底肌群〕位於骨盆底部，如同吊床一樣支撐內臟，並與薦骨的後傾有關係。

活化深層肌肉群的好處

使深層肌肉群確實發揮功能，並得以呼吸

＝

透過正確姿勢，讓身體有效率地吸取氧氣

↓

| 提高 專注力 | 減輕 壓力 | 動作 輕快 | 小腹 消失 | 提升 表現 |

如何活化深層肌肉群？

簡單來說，這個方法就是「呼吸」。

深層肌肉群的 4 大肌肉，會在呼吸時連動並開始運作；雖然呼吸總是在無意識中進行，但是刻意、有意識的呼吸，使每個肌肉正確運作的話，便有可能活化整個體幹的肌肉。透過鍛鍊，有效率地活動深層肌肉群，在不知不覺中，肌肉群也能像刻意活動時一樣發揮功能，自然就能改善體態，讓妳愈來愈美。

呼吸時核心的運作方式

[吐氣時]

橫隔膜會鬆弛且上升，呈現圓蓋狀。骨盆底肌群會自然收縮。腹橫肌會用力，使腹部往內縮。

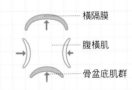

橫隔膜
腹橫肌
骨盆底肌群

[吸氣時]

橫隔膜會收縮，骨盆底肌群會自然鬆弛，且腹橫肌也會鬆弛。

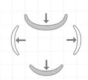

的優點

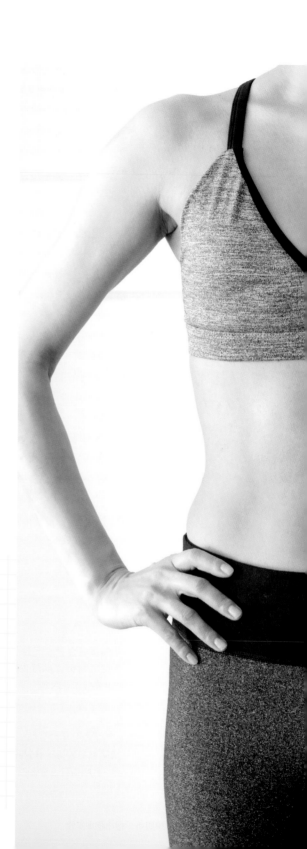

緊實腹部，
練出凹凸有致
的身材曲線

　　運動不足、過食以及生活習慣不規律，這些都會馬上反映在腹部。體幹訓練若能持之以恆，保證可以擁有不易囤積脂肪且緊實的腰圍。讓覆蓋在腹部的束腹狀深層肌肉運作起來，腰圍就會立刻小一圈，A4腰、微笑臀、馬甲線，你也可以達到模特兒級的體態！

女生限定的額外好處！

鍛鍊體幹核心肌

體幹訓練所帶來的良性循環，
就是讓妳的身體醒過來。

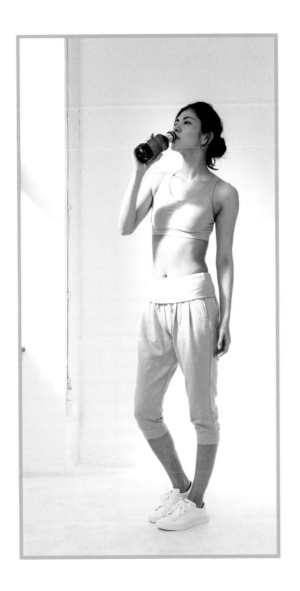

改善身體循環，
打造易瘦體質

調整體幹的平衡，使肌肉得以確實運作後，就能養成正確的呼吸循環，充分吸氣並完全吐氣，讓氧氣有效率進出，身體便會隨時充滿活力。當肌肉量增加，代謝也會跟著變好，使身體循環改善，逐漸養成不易囤積脂肪的體質。

活化靠近腹部內臟的深層
肌肉後，可維持正確姿勢，
使骨盆周圍的肌肉活動自如。
當骨盆穩固，即可調節賀爾
蒙平衡，還能達到改善內臟
機能的效果，更進一步可消
除便秘、生理痛以及手腳冰
冷等症狀。

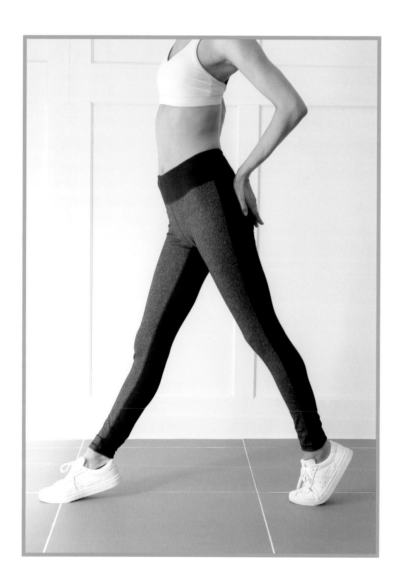

使骨盆穩固，
內臟位在正確位置上

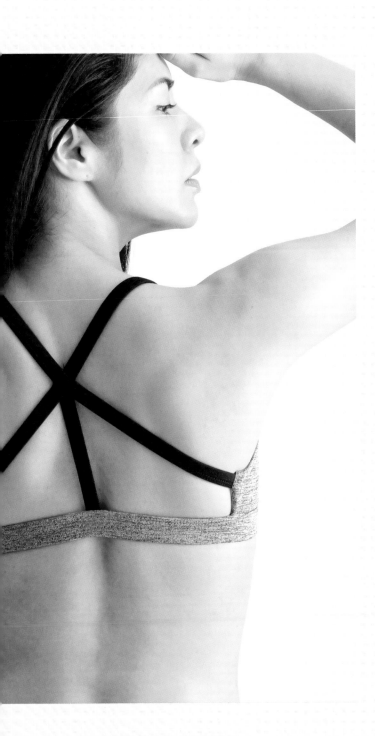

讓身體遠離僵硬及痠緊痛

身體僵硬起因於畏冷所導致的血液循環不良，或是因體重增加所造成的肌肉負擔等因素。透過肌力訓練、適度刺激體幹，就能改善血液循環，轉變成易瘦體質，有效消耗熱量，因此也能逐步改善僵硬頑疾。再加上姿勢改善，也會確實感覺到不容易疲勞。

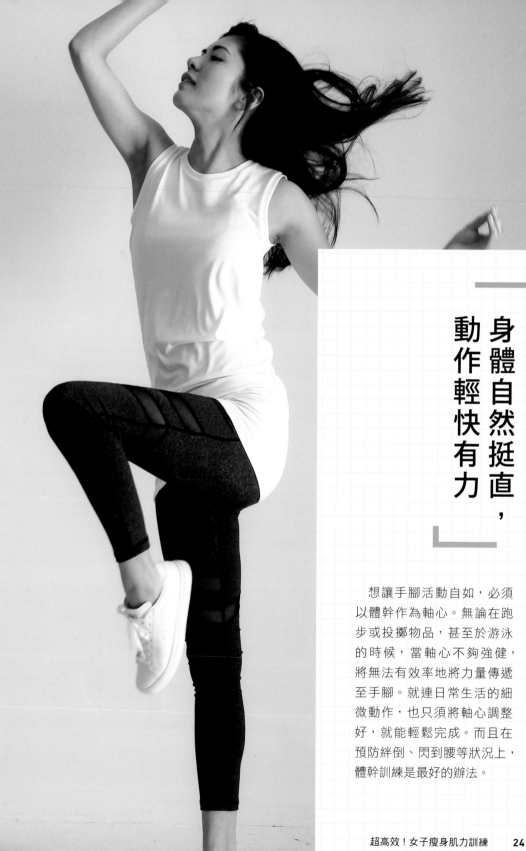

身體自然挺直，
動作輕快有力

想讓手腳活動自如，必須
以體幹作為軸心。無論在跑
步或投擲物品，甚至於游泳
的時候，當軸心不夠強健，
將無法有效率地將力量傳遞
至手腳。就連日常生活的細
微動作，也只須將軸心調整
好，就能輕鬆完成。而且在
預防絆倒、閃到腰等狀況上，
體幹訓練是最好的辦法。

重心穩定，
行走俐落

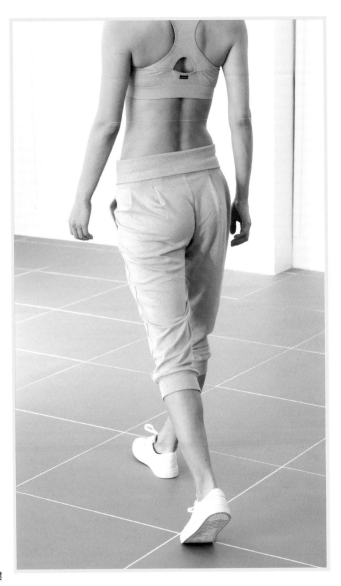

當體幹強健且具柔軟度，身體承受體重的方式就會獲得改善，重心變得穩定。如此一來，走路時重心移動將更加順暢，行走動作俐落，相信這也會讓妳在穿著高跟鞋走路時姿態更加優美。走路方式正確的話，就能刺激到過去完全被忽略的臀部及大腿等處肌肉，擁有穠纖合度的美腿線條。

從3個動作與生活習慣，檢測體幹力

體幹無力是什麼樣子呢？你可以想像成身體就好像沒有竹籤串起來的蒟蒻一樣，軟趴趴的、重心不穩，無法隨心所欲，總是歪來扭去。除了會影響外觀：骨骼歪斜、姿勢及體態不佳之外，有時還會引發僵硬、疼痛及疲勞等各種身體不適。透過3個簡單的動作，馬上檢查你的體幹力吧！

☑ Check1

站姿，單邊膝蓋往上抬

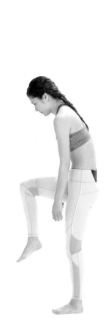
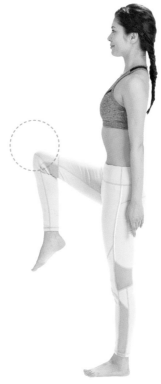

✗ Bad

□ 膝蓋無法抬高
□ 踩地的腳無法打直
□ 會駝背

○ Good

□ 維持站姿挺直，且膝蓋能抬高超過髖關節

☑ **Check2**

仰躺

○ **Good**　☐ 腰背部微微上挺，與地板距離約1根手指

✕ **Bad**　☐ 腰部平貼在地板上　　☐ 腰部拱起距離地板很遠

☑ **Check3**

仰躺、雙腳併攏抬高

抬高至90度　　　　　　　　　　　　抬高至45度

○ **Good**　☐ 腰背部微凹，與地板距離約1根手指

✕ **Bad**　☐ 腰部平貼在地板上　　☐ 腰部拱起距離地板很遠

體幹無力的人，有這些生活習慣！　　☑ **Check習慣**

日常生活的習慣動作，或許正是身體些微不適或是體幹力衰退的徵兆。
請好好鍛鍊體幹，提高自我調節力！

☐ 小腹明顯突出
☐ 容易疲勞
☐ 站立時會將重心放在單腳上
☐ 習慣駝背
☐ 經常絆倒
☐ 走路很大聲

☐ 不容易瘦下來
☐ 站沒多久就會想坐下來
☐ 站立時腳會交叉
☐ 站立時不自覺地挺肚
☐ 容易閃到腰
☐ 走路步伐小、走不快

全身肌肉地圖

開始訓練核心體幹肌力之前，先確認身體肌肉的位置。
將注意力放在想要刺激的部位，訓練效果就會愈好。

三角肌
（橫跨至背部）

肱二頭肌

胸大肌

髂腰肌　腰大肌

腹斜肌

胯肌

腹直肌

股四頭肌

股外側肌

股直肌

股內側肌

股中間肌
（深層）

核心

位於體幹深層的橫隔膜、腹橫肌、骨盆底肌群、多裂肌，這4大肌肉稱作深層肌肉群。

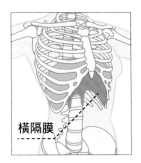

橫隔膜

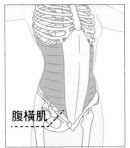

腹橫肌

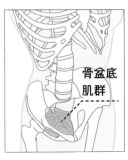

骨盆底肌群

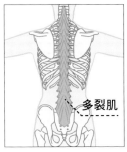

多裂肌

Back

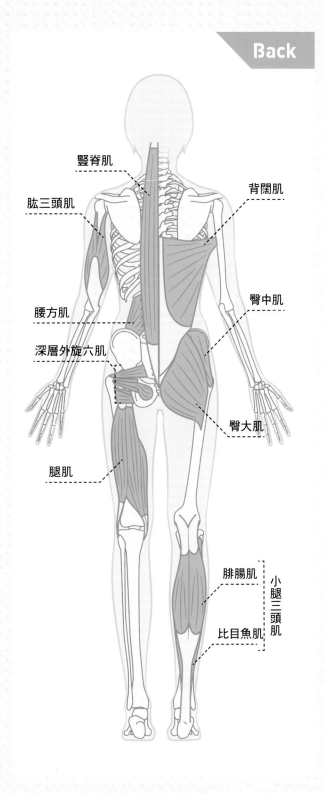

豎脊肌

肱三頭肌

腰方肌

深層外旋六肌

腿肌

背闊肌

臀中肌

臀大肌

腓腸肌 ┐
        ├ 小腿三頭肌
比目魚肌 ┘

準備 1 透過伸展運動
加強鍛鍊效果！

開始做體幹的肌力訓練前，一定要先做伸展運動，提高肌肉的柔軟度，讓練肌力的效果達到最高。

背部

放鬆豎脊肌及多裂肌(P.29)，使背部肌肉維持柔軟度的伸展運動。
背部也是姿勢不佳的人容易緊繃的部位。

貓式伸展

採四足跪姿，背部往上拱，視線朝向肚臍，感覺背部整個伸展開來。

維持 **10** 秒

感覺腹部往天花板頂

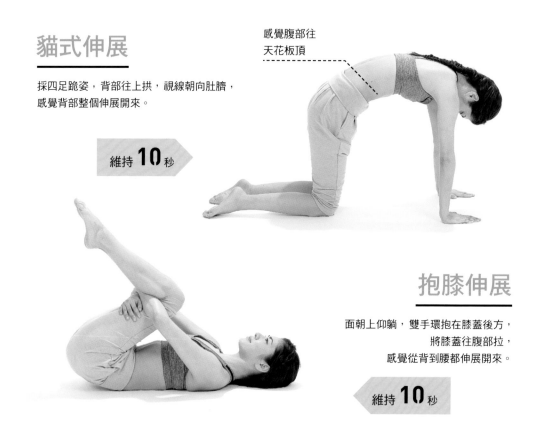

抱膝伸展

面朝上仰躺，雙手環抱在膝蓋後方，
將膝蓋往腹部拉，
感覺從背到腰都伸展開來。

維持 **10** 秒

轉體伸展

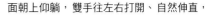

面朝上仰躺，雙手往左右打開、自然伸直，
雙膝微彎、先朝左側倒，
注意胸口朝上、骨盆朝左扭轉。

維持 **10** 秒×左右

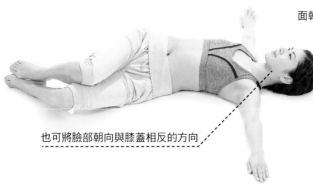

也可將臉部朝向與膝蓋相反的方向

體側伸展

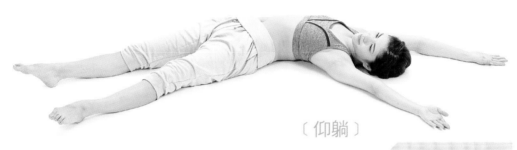

〔 仰躺 〕

面朝上仰躺，雙手往上高舉過頭，
身體彎曲呈く字型，伸展體側。

維持 **10** 秒×左右

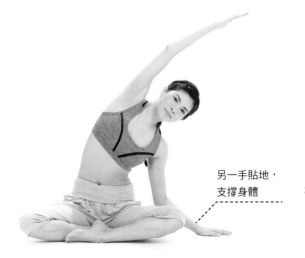

另一手貼地，
支撐身體

〔 坐在地板上 〕

輕鬆地盤腿坐著，
右手高舉過頭，與身體一起往左彎，
感覺體側伸展。

維持 **10** 秒×左右

骨盆&髖關節

骨盆及髖關節周圍一旦緊繃，很容易導致姿勢不良；
多多活動關節，才能維持身體柔軟度。

腳尖開合伸展

面朝上仰躺，雙腳打開，比肩膀稍寬，
雙臂自然打開，不要貼在身側。
雙腳尖重覆往外打開及往內合起的動作，放鬆髖關節。

活動髖關節

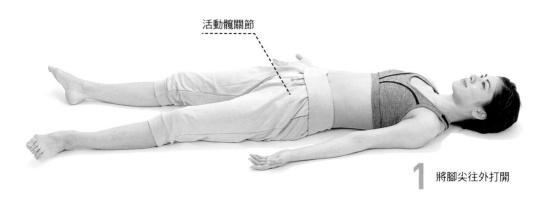

1 將腳尖往外打開

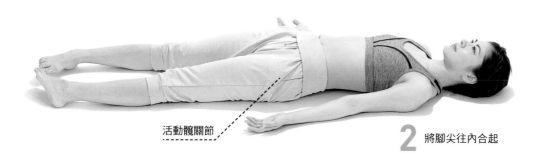

活動髖關節

2 將腳尖往內合起

1組 / 開合各10次

單膝彎曲伸展

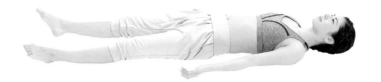

1 面朝上仰躺，雙腳打開，比肩膀稍寬，雙臂自然打開，
不要貼在身側。

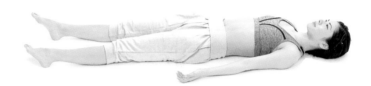

2 左腳腳尖往內彎。

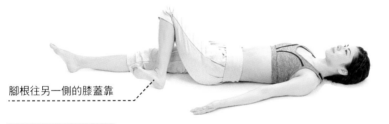

腳根往另一側的膝蓋靠

1組 / 左右 **10** 次

3 膝蓋彎起，腳踝維持朝內，
腳尖抬起，腳跟貼地，朝臀部方向靠。

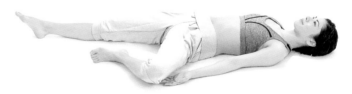

4 維持膝蓋彎起，往外倒，感覺髖關節伸展開來。
再將左腳慢慢伸直回到1的姿勢。

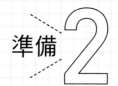

準備 **2**

體幹是身體的軸心，
養成正確姿勢的5個練習

自人類出現演變至雙腳站立的過程中，骨骼排列一直在進行適度調整以迎合重力。但是隨著肌肉的使用方式等因素，骨骼也會因時間逐漸產生變化。改善不良姿勢，以及身體的歪斜情形回復至原始的理想體態，是非常重要的。本書將依循人類的成長發育過程，並根據下述5大基礎姿勢，讓大家練習活化體幹、同時帶動身體活動的訓練菜單。在開始體幹肌力訓練之前，務必要養成正確的姿勢！

5大基本姿勢

面朝上仰躺，雙腳打開，比肩膀稍寬，雙臂自然打開，不要貼在身側，手掌朝上。下巴不要仰起，脊椎維持自然的弧度。

1 仰躺

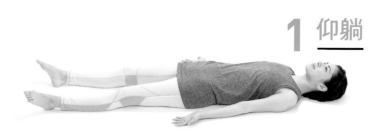

Arrange

〔側躺〕
脊椎保持一直線

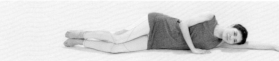

面朝下趴臥，雙手雙腳伸直，手心朝下。
特別注意不要駝背，腰不要拱起。

2 趴臥

也可將雙手疊放
在額頭下方

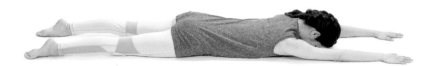

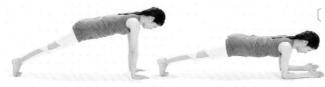

〔趴臥〜四足跪姿〕
無論是膝蓋伸直或手肘
貼地的姿勢，都要留意
脊椎是否打直。

Arrange

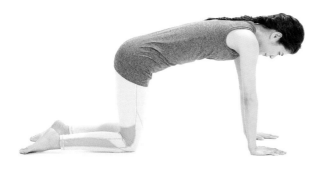

3 四足跪姿

雙手打開與肩同寬，掌心撐地在
肩部的正下方。雙膝打開與骨盆
同寬，膝蓋與臀部呈一直線，在
髖關節的正下方。脊椎保持一直
線，視線朝正下方。

5 站姿

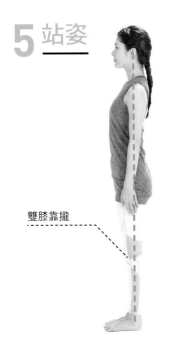

雙膝靠攏

刻意將重心擺在整個腳底，脊椎保持一直
線，感覺頭頂往上延伸。讓耳朵、肩膀與手
臂交接處、腰骨下方的大腿骨、踝骨排列在
一直線上。

4 坐姿

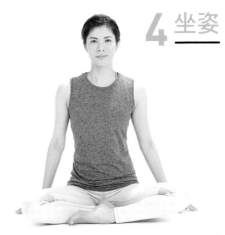

放輕鬆盤腿坐著，將體重平均地分配在左右
側臀部的骨頭上。感覺骨盆立起，維持脊椎
呈一直線。

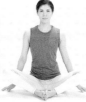

名為「合十盤」的盤
腿坐姿，就是將雙腳底
合十的坐姿，調整髖關
節及骨盆的位置，就能
輕鬆坐穩了。

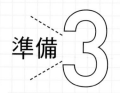
調整成易瘦體質，
從「呼吸運動」開始

正確呼吸時，深層肌肉群（P.18）會有效率地運作著。本章節所要介紹的，是將平時無意間的呼吸行為刻意為之的運動。反覆實行後，可使日常不自覺的呼吸品質提升，逐漸活化腹部的深層肌肉。1天做1～2次即可。

不需要刻意用力 仰躺姿的呼吸練習

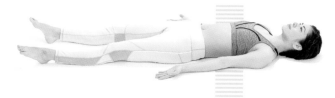

採仰躺姿並自然呼吸

20秒

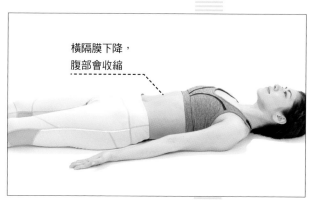

橫隔膜下降，
腹部會收縮

1
逆腹式呼吸

一邊慢慢吸氣，同時將腹部往內縮。想像腹部周圍小了一圈。吸完氣後再將腹部回復原狀，同時慢慢地吐氣。

5次

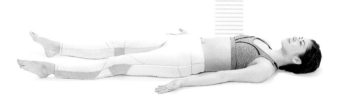

自然呼吸10秒

10秒

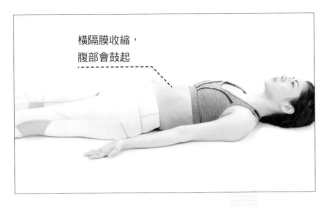

橫隔膜收縮，
腹部會鼓起

2
腹式呼吸

一邊慢慢吸氣，但是這次改成同時將腹部鼓起來。完全鼓起來後，再讓腹部回復原狀，同時慢慢地吐氣。

5次

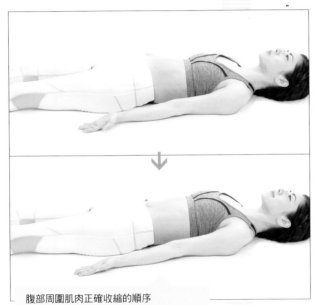

3
強制呼氣

先像作法2的腹式呼吸一樣吸息，同時使腹部鼓起來。

吸完氣後，直接按照下述步驟，小口地將空氣慢慢吐掉，同時使腹部逐漸往內縮。空氣完全吐盡後當下須維持10～30秒，維持的同時，一邊用胸部反覆淺呼吸。

KEEP **10～30**秒

腹部周圍肌肉正確收縮的順序
❶ 腹橫肌動作，腹部周圍會變細
❷ 腹斜肌動作，側腹會收縮
❸ 腹直肌動作，腹部前側會收縮

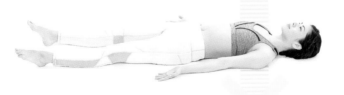

放鬆後自然呼吸

20秒

熟練後，可以嘗試其他的基本姿勢 （P.34）

腹部有許多擁有重要機能的消化器官，且大部分的內臟都覆蓋在稱作腹膜的半透明狀薄膜之下，並定位於此腹膜所包圍的空間（腹腔）內。腹部周圍雖然沒有骨骼提供保護，但是透過施加於腹膜的壓力（腹壓）適度維持下，內臟器官並不會受到擠壓，得以保持在正確的位置上。

還有深層肌肉群（P.19）的橫隔膜、腹橫肌、骨盆底肌群與多裂肌環繞在旁，好似將腹腔包裹起來，肩負起維持腹壓、 並使內臟保持在正確位置上的職責。因此，一般常說只要鍛鍊體幹，最終得以提高內臟活動力的原因便在於此。使內臟回到正確位置，並活化內臟功能，腸胃狀況就會變好，促進老廢物質的排出，因此身體將由內逐漸發生轉變。

例如擺脫便秘後肌膚變美，或是調整骨盆位置後生理痛緩解，諸如此類讓女生感到開心的優點，更是不勝枚舉！此外，深層肌肉群也是生產用力時必須運用到的肌肉，因此鍛鍊這部分的肌肉，可使生產過程變輕鬆，且有助於順利回復產前的體型以及肌肉的緊度。女生尤其需要做體幹訓練的原因，正如同前文所述一般。

體幹與內臟

Part

2

強化體幹！

基本的
核心訓練

Basic Core Training

本章內容是鍛鍊體幹的14種核心訓練法。
請先從Basic開始做起，再視個人程度
往Easy或Hard進階。

曲膝抬腿

一邊感覺雙腿本身的重量，
同時將腿抬高

1組 **10** 次　難易度 ★ **2** ☆☆☆　**Basic**

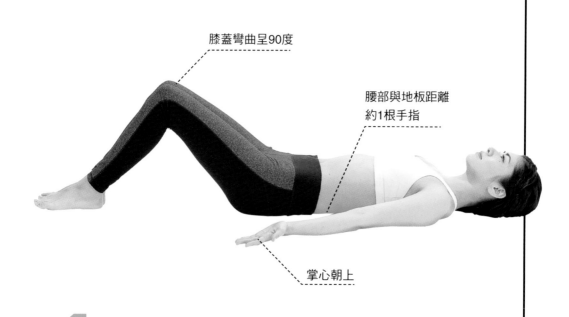

膝蓋彎曲呈90度

腰部與地板距離
約1根手指

掌心朝上

1 採仰躺姿並將膝蓋彎曲

雙腳靠攏後採仰躺姿，
並將膝蓋彎曲呈90度。

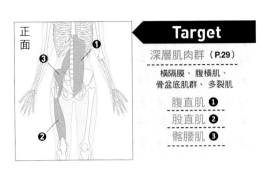

Target

深層肌肉群（P.29）

橫隔膜、腹橫肌、
骨盆底肌群、多裂肌

腹直肌 ❶
股直肌 ❷
髂腰肌 ❸

01 仰躺 — 曲膝抬腿

Basic

藉由穩定的仰躺姿，一步步緊實小腹！

將背部靠在地板上，即可透過正確的
姿勢施加負荷，讓髂腰肌動起來，還
能使凸出的小腹確實的變平。注意！
抬腿與放下時，動作必須慢慢來。

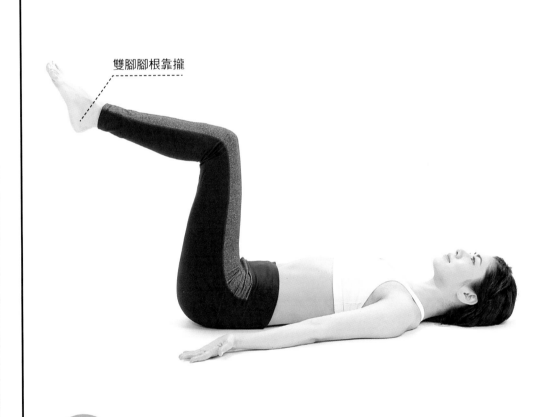

雙腳腳根靠攏

2 將雙腳抬高

將雙腳抬高，使膝蓋與地板呈垂直。
一邊吐氣一邊抬高，一邊吸氣再慢慢放下。重複做10次。

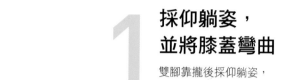

1組 **10** 次×左右　　難易度 ★☆☆☆☆　　**Easy**

單腳分別抬高，以減輕負荷

1 採仰躺姿，並將膝蓋彎曲

雙腳靠攏後採仰躺姿，
並將雙膝彎曲呈90度。

膝蓋彎曲呈90度

腰部與地板距離
約1根手指

掌心朝上

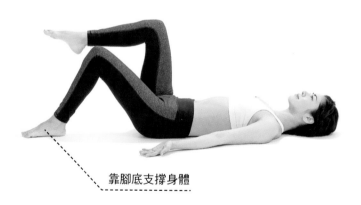

靠腳底支撐身體

2 將單腳抬高

將右腳抬高，使膝蓋與地板呈垂直。
一邊吐氣一邊抬高，一邊吸氣再慢慢放下。
重複10次後換腳。

| 1組 **10** 次×左右 | 難易度 ★☆☆☆☆ | **Easy** |

增加與地板接觸的面積，穩定身體

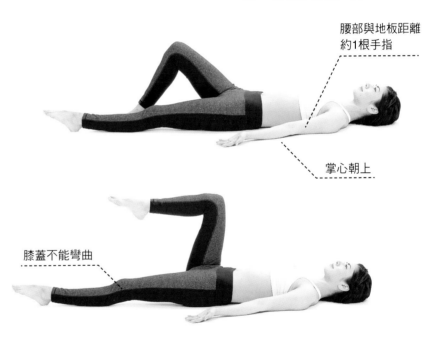

1

採仰躺姿，並將膝蓋彎曲

雙腳靠攏後採仰躺姿，
將右腳彎曲呈90度。

腰部與地板距離
約1根手指

掌心朝上

膝蓋不能彎曲

2

將單腳抬高

左腳伸直貼地，右腳抬高。
一邊吐氣一邊抬高，一邊吸氣再慢慢放下。
重複10次後換腳。

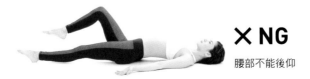

✕ NG

腰部不能後仰

1組 **10** 次　　難易度 ★★★★☆　　**Hard**

從小腹到大腿，特別有感

1 面朝上，仰躺

雙腳靠攏後採仰躺姿。

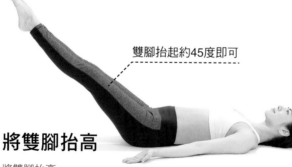

掌心朝上

腰部與地板
距離約1根手指

雙腳抬起約45度即可

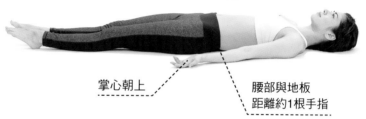

2 將雙腳抬高

將雙腳抬高。
一邊吐氣一邊抬高，一邊吸氣再慢慢放下。
重複做10次。

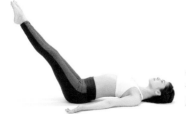

✕ NG
腰部不能拱起

1組 **10** 次　難易度 ★★★★☆　**Hard**

練肌力的同時，訓練身體的協調性

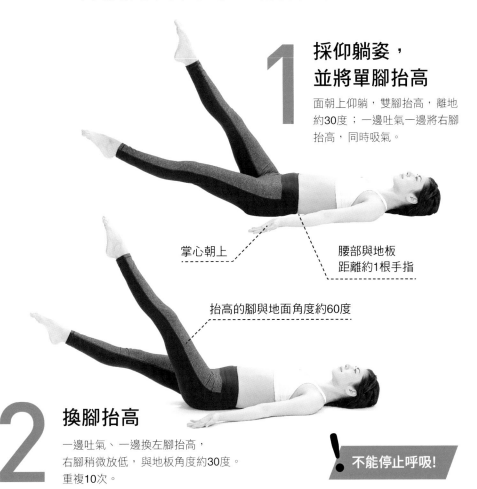

1 採仰躺姿，並將單腳抬高

面朝上仰躺，雙腳抬高，離地約30度；一邊吐氣一邊將右腳抬高，同時吸氣。

掌心朝上

腰部與地板距離約1根手指

抬高的腳與地面角度約60度

2 換腳抬高

一邊吐氣、一邊換左腳抬高，右腳稍微放低，與地板角度約30度。重複10次。

！ 不能停止呼吸！

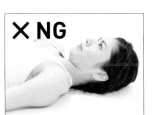

✕ **NG**

頸部不能用力

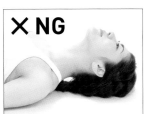

✕ **NG**

下巴不能抬高

訓練部位 ＼ 腹部、側腹

交叉仰臥起坐

以基本的躺姿做起，
再加入上半身轉體的動作

02

仰躺

1組 **10** 次×左右　　難易度 ★★☆☆☆　　**Basic**

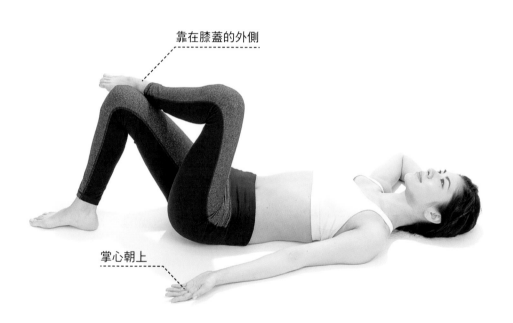

靠在膝蓋的外側

掌心朝上

1 採仰躺姿，右腳踩地，右手扶在腦後

採仰躺姿，右腳屈膝，腳踩地；
左腳抬起，靠在右膝上，右手掌放在後腦勺。

仰躺 — 交叉仰臥起坐

Basic

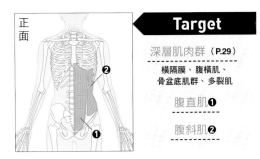

正面

Target

深層肌肉群（P.29）

橫隔膜、腹橫肌、
骨盆底肌群、多裂肌

腹直肌❶

腹斜肌❷

刺激腹斜肌，
雕塑腰部曲線

使如同束腹一般環繞著側腹的腹斜肌
動起來。腹斜肌除了能穩定體幹外，
還具有塑造腰部曲線的作用，好好鍛
鍊這邊的肌肉，你也能有水蛇腰！

2 扭轉體幹，
抬高上半身

一邊吐氣，一邊扭轉體幹，抬高上半身，
讓右肘靠近左膝。重複10次後換邊。

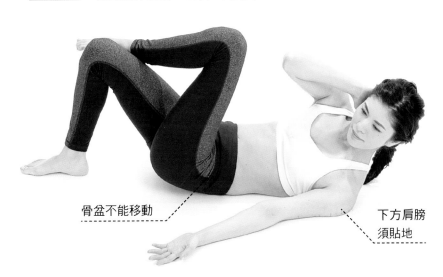

骨盆不能移動

下方肩膀
須貼地

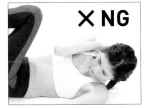

×NG

肩膀不能抬高

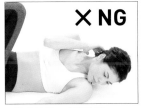

×NG

不能只轉頭、身體沒轉

| 1組 **10** 次×左右 | 難易度 ★☆☆☆☆ | **Easy** |

用雙腳穩定身體，和緩並確實的鍛鍊

1
採仰躺姿，雙腳彎曲，右手扶在腦後

採仰躺姿，雙膝彎曲，
右手掌放在後腦勺。

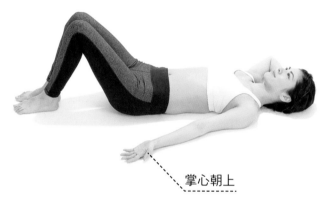

掌心朝上

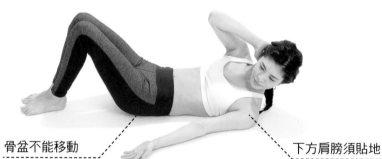

骨盆不能移動

下方肩膀須貼地

2
扭轉體幹，抬高上半身

一邊吐氣，一邊轉動身體，
抬高右側，重複10次後換邊。

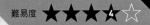

1組 **10** 次×左右　　難易度 ★★★★☆　　**Hard**

活動雙腳同時鍛鍊大腿部位

1
採仰躺姿，左腳抬高，右腳彎曲，右手扶在腦後

採仰躺姿，右腳屈膝踩地，
左腳伸直抬高，頭部離開地板，
右手掌扶住後腦勺。

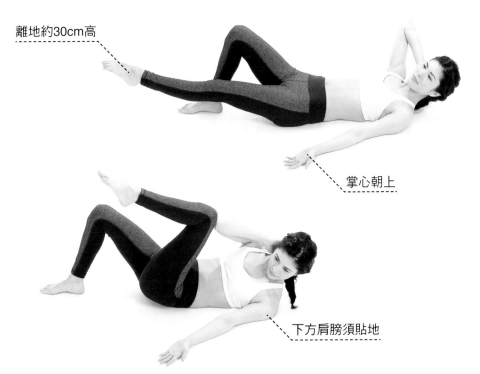

離地約30cm高

掌心朝上

下方肩膀須貼地

2
扭轉體幹，右手肘碰觸左膝

邊吐氣，邊抬起身體右側，
使右手肘碰觸左膝，
重複10次後換邊。

側棒式

側腹要用力，
並且保持穩定不動

03

側躺

1組 **10** 秒×左右　難易度 ★★★★☆　**Basic**

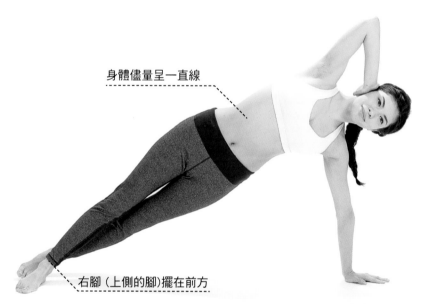

身體儘量呈一直線

右腳（上側的腳）擺在前方

1 採側躺姿，左手撐地，讓身體離開地板

左側身體朝下，左手撐地，手肘打直。
雙腳打直，身體離開地板，背部挺直、到腳尖呈一直線。
右手掌放在後腦勺。

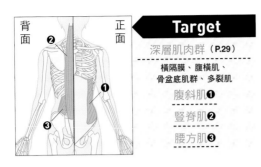

Target

深層肌肉群（P.29）

橫隔膜、腹橫肌、
骨盆底肌群、多裂肌

腹斜肌❶

豎脊肌❷

腰方肌❸

運用腹肌及腹斜肌
保持姿勢呈一直線

刺激塑造曲線的腹斜肌算是難度較高
的訓練菜單，重點在於保持姿勢呈一
直線，並在腹部及側腹用力。

03 側躺 — 側棒式 Basic

2 右手臂往上伸直，
保持平衡

將右手舉起，往天花板的方向伸展，
以取得平衡，維持10秒後換邊做。

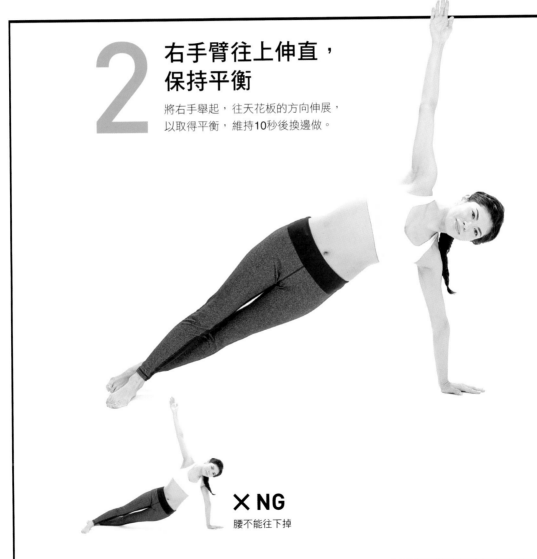

✕ NG
腰不能往下掉

1組 10次×左右 | 難易度 ★★☆☆☆ | **Easy**

彎膝、小腿貼地，簡化動作

1 採側躺姿並彎曲膝蓋，左手肘貼地

左側身體朝下，左手肘撐地。
髖關節、膝蓋微微彎曲，
右手掌扶在後腦勺。

髖關節微微彎曲

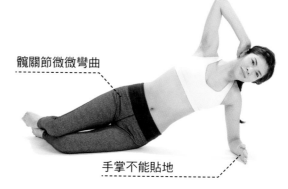

手掌不能貼地

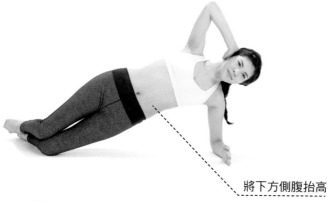

將下方側腹抬高

2 抬起腰部

一邊吐氣一邊抬起腰部，
離開地板，大腿要確實離地。
重複10次後換邊。

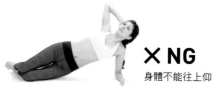

✗ NG
身體不能往上仰

03

側躺 ─ 側棒式

Easy

1組 **10** 次×左右　　難易度 ★★☆☆☆　　**Easy**

靠前臂和腳的力量支撐身體

1

採側躺姿，左手肘撐地，雙腳伸直

左側身體朝下，左手肘撐地，
髖關節、膝蓋伸直，
右手掌放在後腦勺。

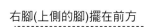

右腳(上側的腳)擺在前方

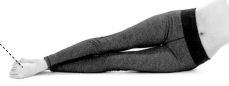

身體儘量呈一直線

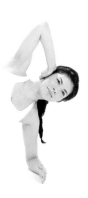

2

抬起腰部

一邊吐氣一邊抬起腰部，離開地板，
重複10次後換邊。

1組 10 次×左右 　難易度 ★★★★☆ ⑤ 　**Hard**

藉由轉體動作，增加腹部訓練量

1 採側躺姿，左手肘貼地，腰部離開地板

左側身體朝下，左手肘貼地。
雙腳伸直後使腰部離開地板，
背部挺直至腳尖呈一直線。
右手掌放在後腦勺。

身體儘量呈一直線

右腳（上側的腳）擺在前方

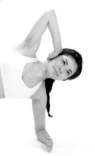

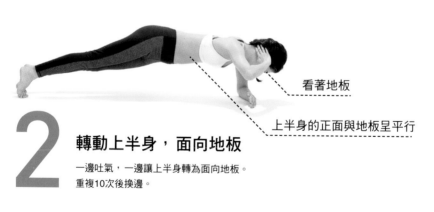

看著地板

上半身的正面與地板呈平行

2 轉動上半身，面向地板

一邊吐氣，一邊讓上半身轉為面向地板。
重複10次後換邊。

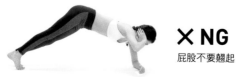

✕ NG

屁股不要翹起

1組 **10** 次×左右　難易度 ★★★★☆⑤　**Hard**

需要身體平衡感的高難度動作

1

採側躺姿，左手撐地，腰部離開地板

左側身體朝下，左手撐地，手臂伸直。
雙腳打直，腰部離開地板，
背部挺直至腳尖呈一直線。
右手掌放在後腦勺

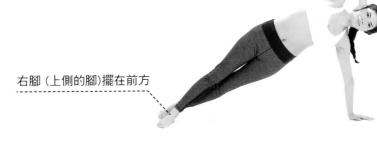

右腳（上側的腳）擺在前方

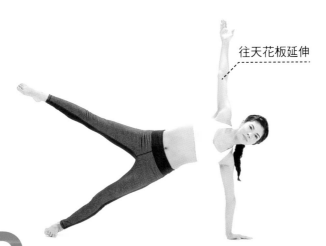

往天花板延伸

2

將手腳抬高，保持平衡

右手往天花板的方向伸直，並將右腳抬高後取得平衡。
維持10秒後換邊。

重心爬行

全身都會動到的
匍匐前進運動

1組 **10** 次　　難易度 ★ **2** ☆☆☆☆　　**Basic**

使體重落在身體左側

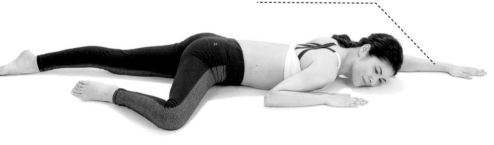

1 採趴臥姿，右側手腳彎曲

左手臂及左腳上下伸直呈一直線，
右手肘往體側靠，右膝微彎，使體重落在身體左側，
慢慢地吐氣。

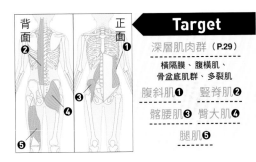

04

趴臥 — 重心爬行

Basic

Target

深層肌肉群（P.29）

橫隔膜、腹橫肌、
骨盆底肌群、多裂肌

腹斜肌❶　　竪脊肌❷

髂腰肌❸　　臀大肌❹

腿肌❺

培養重心移動
所需的全身肌力

進行這項訓練菜單須有強健的體幹力，
才可使身體重心順暢移動，同時提高
手臂、腳部及背部等處的全身肌力，
但須留意動作的連續性。

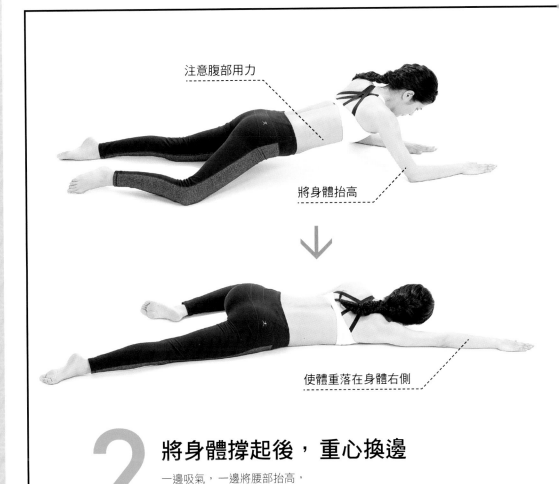

注意腹部用力

將身體抬高

使體重落在身體右側

2 將身體撐起後，重心換邊

一邊吸氣，一邊將腰部抬高，
此時雙手手肘撐地，掌心朝下，
然後左右手腳換邊，使體重落在身體右側，
慢慢地吐氣，重複10次。

※此運動法參考自 （一財）Japan Core Conditioning Association （JCCA）。

1組 **10**次	難易度 ★★☆☆☆③	**Hard**

重心換到另一邊時，往前爬行

1 採趴臥姿，
右側手腳彎曲

左手臂及左腳上下伸直呈一直線，
右手肘往體側靠，右膝微彎，使體重落在身體左側，
慢慢地吐氣。

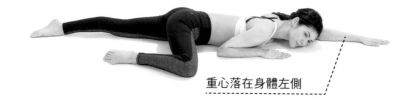

重心落在身體左側

2 重心換邊，同時往前進

一邊吸氣，一邊將腰部抬高，
同時稍微往前爬行後，將重心落在身體右側，
慢慢地吐氣，重複10次。

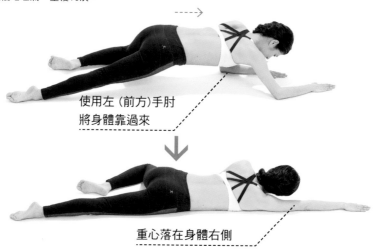

使用左 (前方)手肘
將身體靠過來

重心落在身體右側

| 1組 **10** 次 | 難易度 ★★★★☆ | **Hard** |

運用手肘，將身體往後推

1 採趴臥姿，右側手腳彎曲

左手臂及左腳上下伸直呈一直線，
右手肘往體側靠，右膝微彎，使體重落在身體左側，
慢慢地吐氣。

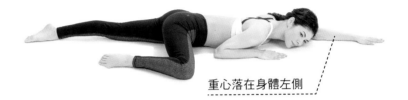

重心落在身體左側

2 重心換邊，同時往後退

一邊吸氣，一邊將腰部抬高，
同時稍微往後倒退，將重心落在身體右側，
慢慢地吐氣，重複10次。

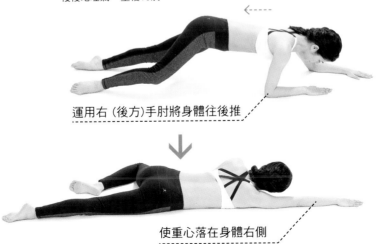

運用右（後方）手肘將身體往後推

使重心落在身體右側

陸上打水

看似簡單的動作，
能確實訓練到背部的肌肉

05

趴臥

1組 **10** 次　難易度 ★★☆☆☆　**Basic**

頭部和手一起抬高，
視線看向指尖

手指在額頭前方伸直

膝蓋不能彎曲

1

採趴臥姿，
左手和右腳抬高

趴臥姿勢，雙手伸直超過頭頂，
一邊吸氣，一邊將左手及右腳抬高，
吐氣的同時再慢慢將手腳放下。

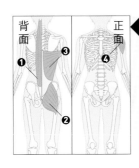

背面　正面

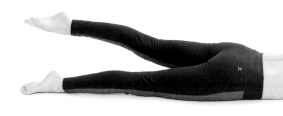

Target

深層肌肉群（P.29）

橫隔膜、腹橫肌、
骨盆底肌群、多裂肌

豎脊肌❶

臀大肌❷　背闊肌❸

三角肌❹

05

趴臥—陸上打水

Basic

刺激身體背面，
讓背後線條更緊實！

讓體幹伸展，刺激背部的肌肉；藉由
強化豎脊肌以改善姿勢，並透過臀大
肌的收縮以達到提臀效果，讓你的背
影看起來線條更緊實！

2

手腳換邊抬高，
像是在打水一般

一邊吸氣，一邊將右手及左腳抬高，
吐氣的同時再慢慢將手腳放下，
交換各做10次。

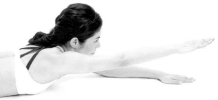

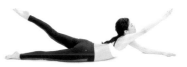

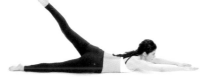

✕ **NG**

不能只有腳抬高

✕ **NG**

身體不要後仰

背部及上臂，最能看出鍛鍊效果

1　採趴臥姿，左手抬高

趴臥姿勢，雙手伸直超過頭頂，
一邊吸氣，一邊將左手抬高，
吐氣的同時再慢慢將手放下。

頭部和手一起抬高，
視線看向指尖

手指在額頭前方伸直

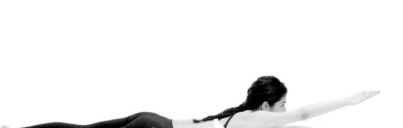

2　換右手抬高

一邊吸氣，一邊將右手抬高，
吐氣的同時再慢慢將手放下，
交換各做10次。

陸上打水

1組 **10**次　難易度 ★☆☆☆☆　**Easy**

臀部及大腿內側，最能看出鍛鍊效果

1 採趴臥姿，左腳抬高

趴臥姿勢，雙手伸直超過頭頂，
一邊吸氣，一邊將左腳抬高，
吐氣的同時再慢慢將腳放下。

膝蓋打直，不能彎曲　　頭部稍微抬高

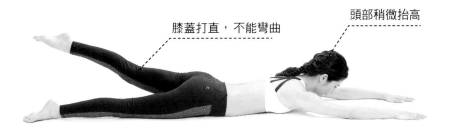

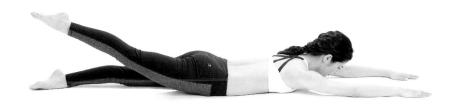

2 換右腳抬高

一邊吸氣，一邊將右腳抬高，
吐氣的同時再慢慢將腳放下，
交換各做10次。

棒式撐體

動作的重點在於
體幹要保持一直線

06

趴臥～四足跪姿

1組 **10** 次　　難易度 ★ ② ☆☆☆☆　　**Basic**

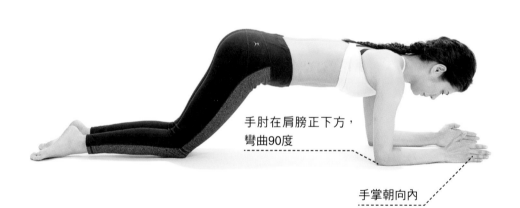

手肘在肩膀正下方，
彎曲90度

手掌朝向內

1 採趴臥姿，
手肘及膝蓋撐地立起

手肘與肩膀維持一直線，
膝蓋微彎，呈跪姿。

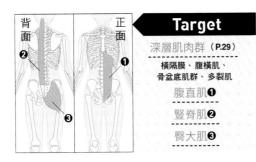

Target

深層肌肉群（**P.29**）

橫隔膜、腹橫肌、
骨盆底肌群、多裂肌

腹直肌❶

豎脊肌❷

臀大肌❸

體幹訓練最佳捷徑
拉長時間以增加強度

棒式的訓練負荷雖輕，但效果極佳，
十分推薦初學者嘗試，也是體幹訓練
最佳捷徑。效果將一步步顯現，因此
可將動作維持時間逐步拉長。

06

趴臥～四足跪姿 ｜ 棒式撐體 | Basic

2 雙腳伸直，
取得平衡

腳伸直後，靠腳尖及前臂支撐體重，
維持10秒。

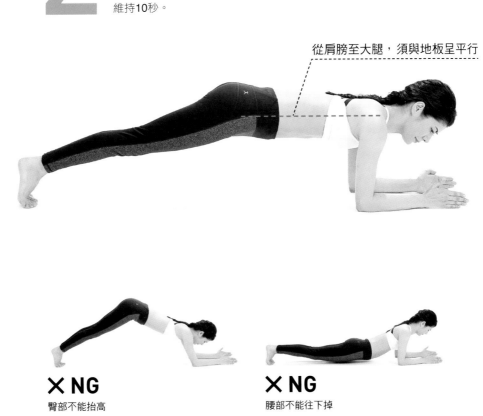

從肩膀至大腿，須與地板呈平行

✕ NG
臀部不能抬高

✕ NG
腰部不能往下掉

抬起單腳，增加下半身訓練量

1 採趴臥姿，手肘撐地，雙腳伸直

手肘與肩膀維持一直線，
雙腳伸直後，靠腳尖及前臂支撐體重。

從肩膀至大腿，
須與地板平行

手掌朝向內側

手肘放在肩膀正下方
彎曲呈90度

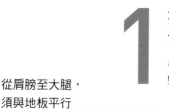
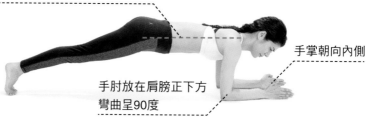

抬高離地

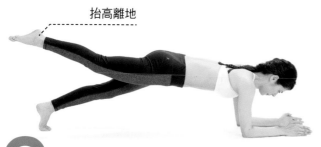

2 將右腳抬高

將右腳抬高後，保持身體平衡，
維持10秒後換邊。

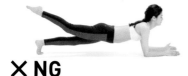
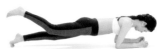

✕ NG
腰部不能往下掉

✕ NG
腿要打直，不可彎曲

1組 **10**秒×左右　難易度 ★★★★☆ ⑤　**Hard**

需要極佳的體幹力與平衡感

1 採趴臥姿，手肘撐地，雙腳伸直

手肘與肩膀維持一直線，
雙腳伸直後，靠腳尖及前臂支撐體重。

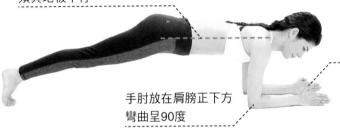

從肩膀至大腿，
須與地板平行

手掌朝向
內側

手肘放在肩膀正下方
彎曲呈90度

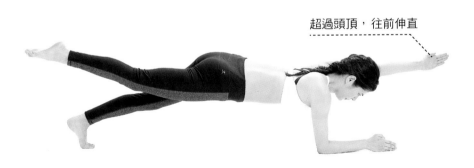

超過頭頂，往前伸直

2 抬高左手和右腳

將左手及右腳抬高，保持平衡。
維持10秒後換邊。

棒式側抬腿

07

手肘貼地的姿勢，
可以刺激側腹

趴臥～四足跪姿

1組 **10** 次×左右　難易度 ★★❸☆☆　**Basic**

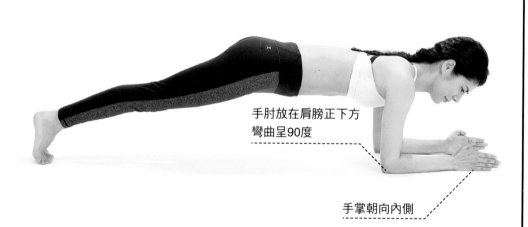

手肘放在肩膀正下方
彎曲呈90度

手掌朝向內側

1 採趴臥姿，手肘立起，雙腳伸直

手肘與肩膀維持一直線，
雙腳伸直後，靠腳尖及前臂支撐體重。

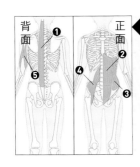

Target

深層肌肉群（P.29）

橫隔膜、腹橫肌、
骨盆底肌群、多裂肌

豎脊肌❶　　腹直肌❷

腹斜肌❸　　髂腰肌❹

肱三頭肌❺

將膝蓋往側邊抬
使體側用力收縮

這個動作需要核心有力才做得出來，
同時髖關節要有一定的柔軟度，才能
將膝蓋抬至體側。建議大家先充分放
鬆骨盆周圍後，再投入這項訓練。

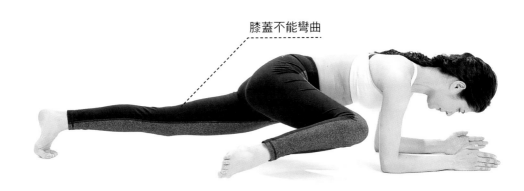

膝蓋不能彎曲

2 右腳膝蓋往身體側邊靠近

吐氣，將右膝水平往手臂方向靠，
重複10次後換邊。

07

趴臥～四足跪姿 ── 棒式側抬腿

Basic

1組 **10** 秒×左右　難易度 ★☆☆☆☆　**Easy**

膝蓋跪地，減輕下半身負荷

1 採趴臥姿，
手肘及膝蓋撐地立起

手肘與肩膀維持一直線，
膝蓋微彎，呈跪姿。

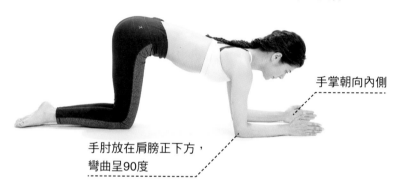

手掌朝向內側

手肘放在肩膀正下方，
彎曲呈90度

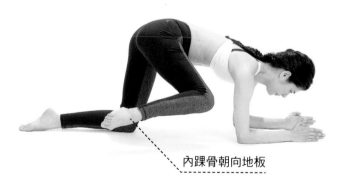

內踝骨朝向地板

2 右腳膝蓋
往身體側邊靠近

吐氣，將右膝往手臂方向靠，
重複10次後換邊。

棒式側抬腿

| 1組 **10** 秒×左右 | 難易度 ★★★★☆ | **Hard** |

只要改變視線，立刻提高訓練強度

1 採趴臥姿，手肘立起，
雙腳伸直

手肘與肩膀維持一直線，
雙腳伸直後，靠腳尖及前臂支撐體重。

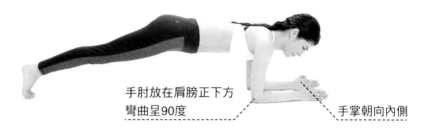

手肘放在肩膀正下方
彎曲呈90度

手掌朝向內側

注意縮體側

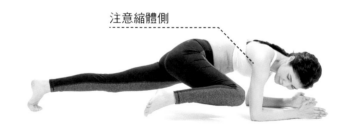

2 右腳膝蓋往身體側邊靠近，
視線看著右膝

吐氣，將右膝往手臂方向靠，視線看向右膝，
重複10次後換邊。

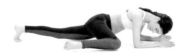

✕ NG

腰部不能往下掉

伏地側抬腿

08

手掌支撐身體，
以伏地挺身的預備動作側抬腿。

趴臥～四足跪姿

1組 **10** 次×左右　難易度 ★★☆☆☆　**Basic**

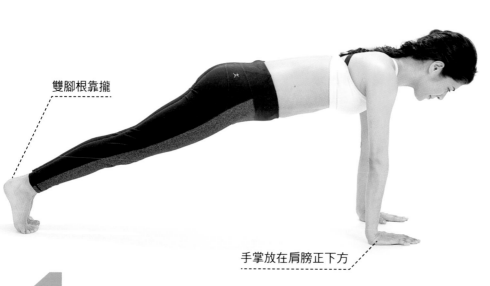

雙腳根靠攏

手掌放在肩膀正下方

1

伏地挺身的
預備動作

雙手撐地，身體挺直，雙腳往後伸直。

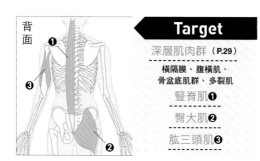

Target

深層肌肉群（P.29）

橫隔膜、腹橫肌、
骨盆底肌群、多裂肌

豎脊肌❶

臀大肌❷

肱三頭肌❸

背面

藉由整個手臂支撐身體
訓練體側與臀部肌肉

從前面棒式手肘貼地（P.68）改為將
手臂伸直，膝蓋往身體靠。做這個練
習時，一定要將手腕及髖關節周圍完
全放鬆後再進行。

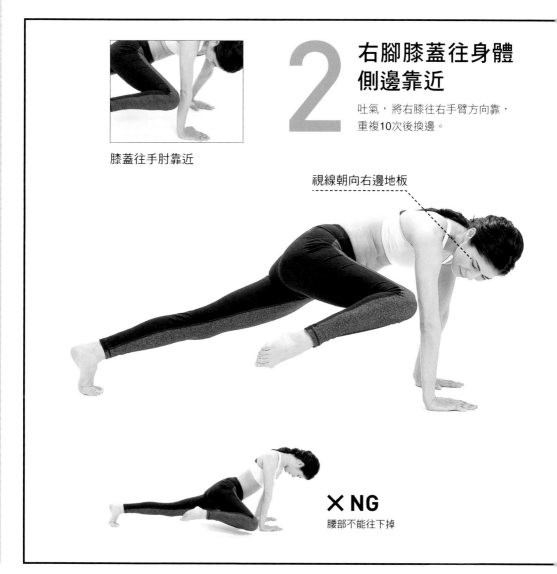

膝蓋往手肘靠近

2 右腳膝蓋往身體
側邊靠近

吐氣，將右膝往右手臂方向靠，
重複10次後換邊。

視線朝向右邊地板

✕ **NG**

腰部不能往下掉

08

趴臥～四足跪姿 — 伏地側抬腿

Basic

1組 10次×左右　難易度 ⭐☆☆☆☆　**Easy**

腳稍微抬起，不用靠到手臂

1 伏地挺身的預備動作

雙手撐地，身體挺直，
雙腳往後伸直。

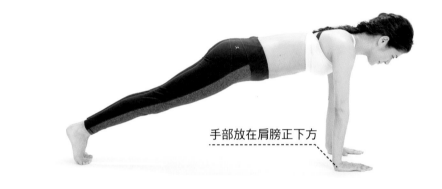

手部放在肩膀正下方

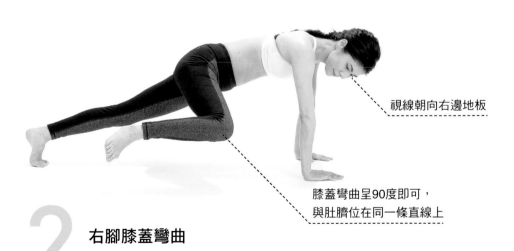

視線朝向右邊地板

膝蓋彎曲呈90度即可，
與肚臍位在同一條直線上

2 右腳膝蓋彎曲

一邊吐氣，一邊將右膝彎曲，約90度。
重複10次後換邊。

伏地側抬腿

1組 **10** 次×左右　難易度 ★★★☆☆　**Hard**

刺激腹直肌，有效運動腹部

1 伏地挺身的
預備動作

雙手撐地，身體挺直，
雙腳往後伸直。

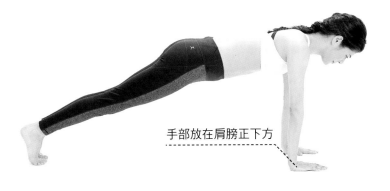

手部放在肩膀正下方

將注意力放在體側的收縮

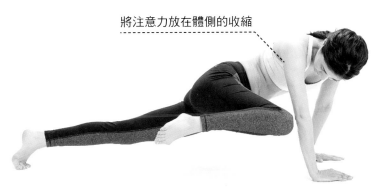

2 右腳膝蓋往身體側邊靠近，
視線看向後方

吐氣，將右膝往右手臂方向靠，視線朝向右臀。
重複10次後換邊。

跪姿超人式

手腳要確實伸直，
與地板平行

09

四足跪姿

1組 **10** 秒×左右 ｜ 難易度 ★**2**☆☆☆☆ ｜ **Basic**

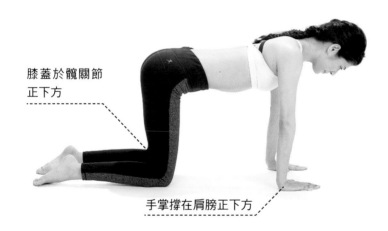

膝蓋於髖關節
正下方

手掌撐在肩膀正下方

1

雙手撐地、雙膝跪地

雙手的位置要在肩膀正下方，
膝蓋位於髖關節正下方。

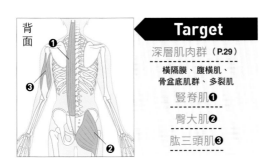

Target

深層肌肉群（P.29）

橫隔膜、腹橫肌、
骨盆底肌群、多裂肌

豎脊肌❶

臀大肌❷

肱三頭肌❸

09

四足跪姿 ── 跪姿超人式

Basic

手腳保持一直線，
鍛鍊背部至臀部

這個動作要留意腰部不能後仰，腹部
要緊縮，才能使豎脊肌有效運作。切
記手腳不能抬得太高，要與地板平行。

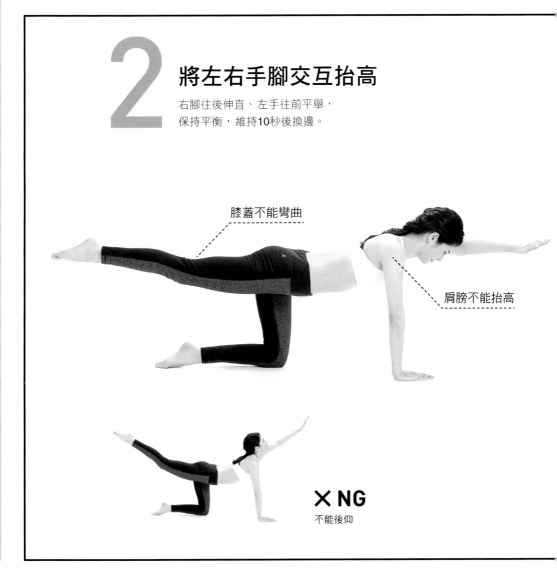

2 將左右手腳交互抬高

右腳往後伸直、左手往前平舉，
保持平衡，維持10秒後換邊。

膝蓋不能彎曲

肩膀不能抬高

✕ NG

不能後仰

1組 **10** 次×左右　　難易度 ★☆☆☆☆　　**Easy**

將注意力分別放在臀部和背部

1 雙手撐地、雙膝跪地，右腳往後伸直

雙手的位置要在肩膀正下方，
膝蓋位於髖關節正下方。
一邊吐氣一邊將右腳往後伸直，
一邊吸氣再一邊回復原狀。

將注意力放在臀部

與地板呈水平

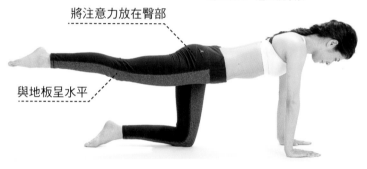

將注意力放在背部

與地板呈水平

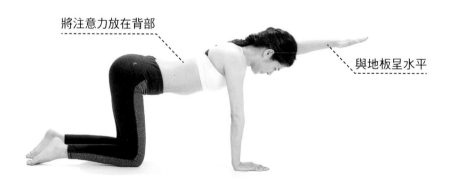

2 將手臂平舉伸直

一邊吐氣一邊將左手平舉伸直，
一邊吸氣再一邊回復原狀；
手、腳動作各做10次後換邊。

1組 10次×左右　　難易度 ★★③☆☆　　**Hard**

透過屈伸動作，運動腹直肌和髂腰肌

1 將左右手腳交互抬高

採四足跪姿，右腳往後伸直、左手往前平舉。

手與地板呈平行

腳與地板呈平行

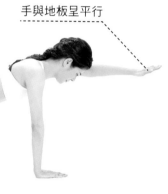
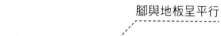
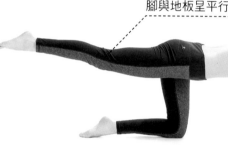

用力收縮腹部

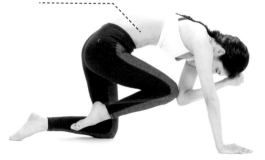

2 將左手肘與右膝靠近

一邊吐氣，一邊將背拱起，使左肘與右膝靠近。
重複10次後換邊。

跪姿側抬腿

姿勢不易晃動，很適合初學者

10

四足跪姿

1組 **10** 次×左右　難易度 ★ ② ☆☆☆　**Basic**

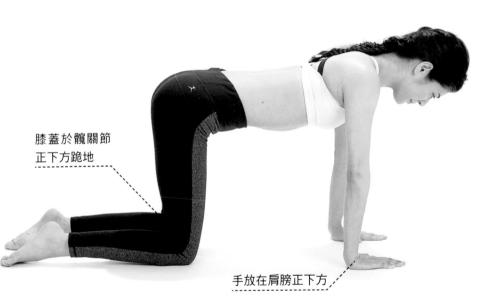

膝蓋於髖關節
正下方跪地

手放在肩膀正下方

1 雙手撐地、
雙膝跪地

雙手的位置要在肩膀正下方，
膝蓋位於髖關節正下方。

10

四足跪姿 — 跪姿側抬腿

Basic

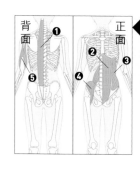

背面 ❶ 正面

Target

深層肌肉群（P.29）

橫隔膜、腹橫肌、
骨盆底肌群、多裂肌

豎脊肌❶ 腹直肌❷

腹斜肌❸ 髂腰肌❹

肱三頭肌❺

固定膝蓋位置，
集中注意力於腳部動作

由於膝蓋承受了體重，因此可將注意
力集中在髖關節的動作與體幹的收縮
上。藉由輕度負荷，全面刺激手臂、
背部乃至於側腹。

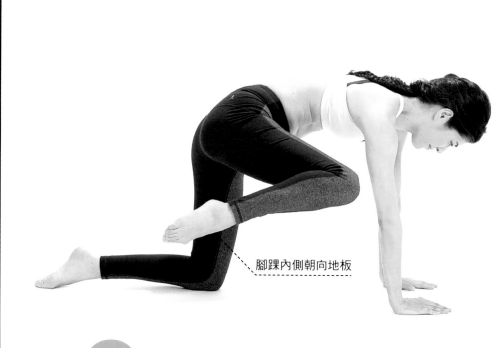

腳踝內側朝向地板

2 右膝往體側靠近

一邊吐氣，一邊將右膝抬往手臂的方向。
重複10次後換邊。

1組 **10** 次×左右　難易度 ★☆☆☆☆　**Easy**

建議身體僵硬的人及初學者嚐試

1 雙手撐地、雙膝跪地

雙手的位置要在肩膀正下方，
膝蓋位於髖關節正下方。

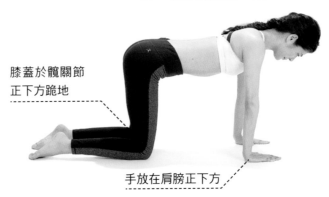

膝蓋於髖關節
正下方跪地

手放在肩膀正下方

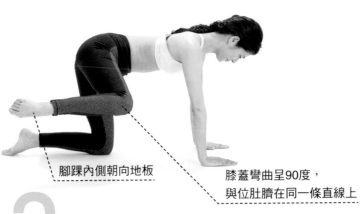

腳踝內側朝向地板

膝蓋彎曲呈90度，
與位肚臍在同一條直線上

2 右膝抬高

一邊吐氣，一邊將右膝抬高，
重複10次後換邊。

1組 **10** 次×左右　　難易度 ★★★③☆☆　　**Hard**

視線朝向膝蓋，腹部超有感

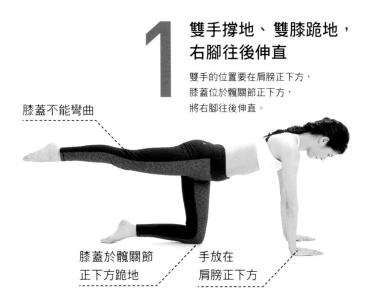

1 雙手撐地、雙膝跪地，右腳往後伸直

雙手的位置要在肩膀正下方，
膝蓋位於髖關節正下方，
將右腳往後伸直。

膝蓋不能彎曲

膝蓋於髖關節
正下方跪地

手放在
肩膀正下方

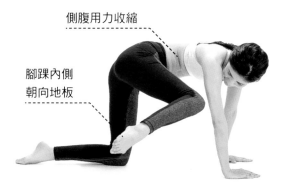

側腹用力收縮

腳踝內側
朝向地板

2 右膝往體側靠近，視線看向右膝

一邊吐氣，一邊將右膝抬往手臂的方向，
視線同時看向右膝，重複10次後換邊。

合掌抬手

將注意力放在呼吸上，
以活化深層肌肉

11

坐姿

1組 **10**次　　難易度 ★★☆☆☆　　**Basic**

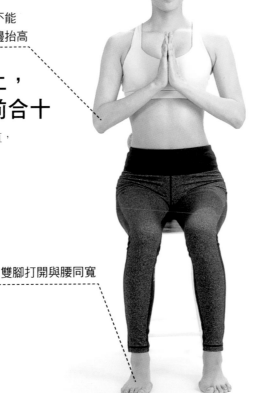

手肘不能
往旁邊抬高

1 坐在椅子上，
雙手在胸前合十

椅子坐1/2，後背挺直，
並於胸前雙手合十。

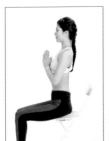

Side
將骨盆立起

雙腳打開與腰同寬

※原本「坐姿」應為坐在地板上的姿勢（P.35），但是本章節所介紹的是坐在椅子上做動作，方便實行的訓練法。

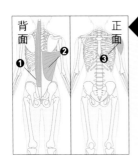

背面	正面

Target

深層肌肉群（P.29）
横隔膜、腹横肌、
骨盆底肌群、多裂肌

豎脊肌❶

背闊肌❷

三角肌❸

鍛鍊背部及肩膀肌肉，同時讓橫隔膜收縮

動作乍看之下簡單，卻能正確活動到核心肌，需要肋骨下方的柔軟度，吸氣時可感覺到橫隔膜在收縮。

Side

保持姿勢呈一直線

維持雙手合十的姿勢上下移動

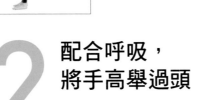

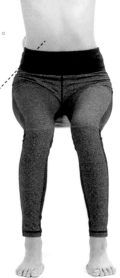

2 配合呼吸，將手高舉過頭

一邊吸氣，一邊將雙手伸直、高舉過頭，
一邊吐氣，一邊將雙手回到胸前，重複10次。

整個腹部須
感覺到緊縮

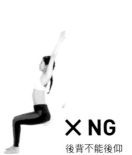

✕ NG
後背不能後仰

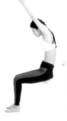

✕ NG
後背不能拱起來

※此運動法參考自 （一財）Japan Core Conditioning Association （JCCA）。

坐姿抬腿

維持身體不動，將腿抬高

1組 **10** 次×左右　難易度 ★☆☆☆☆　**Basic**

哪一隻手在上方都可以

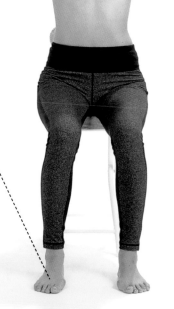

1 坐在椅子上，前臂上下重疊

椅子坐1/2，後背挺直，
左右前臂於肩膀前方上下重疊。

雙腳打開與腰同寬

※原本「坐姿」應為坐在地板上的姿勢（P.35），但是本章節所介紹的是坐在椅子上做動作，方便實行的訓練法。

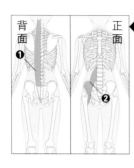

背面 ❶
正面 ❷

Target

深層肌肉群（P.29）

橫隔膜、腹橫肌、
骨盆底肌群、多裂肌

豎脊肌 ❶

髂腰肌 ❷

抬腳離開地面，讓髂腰肌動起來！

髂腰肌是將大腿抬高時會運動到的肌肉，當髂腰肌無力，將導致骨盆後傾，使得姿勢不良。在抬高大腿時，注意維持骨盆不動，再將腳抬高，離開地面。

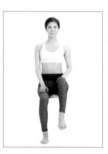

Variation

手也可放在膝蓋上方

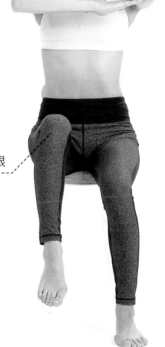

2 將膝蓋抬高

一邊吐氣，一邊將右膝抬高。
重複10次後換邊。

抬腳的高度，
以身體不晃動為限

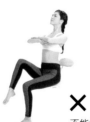

× NG
身體軸心不能晃動

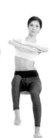

× NG
不能往後仰

12
坐姿 ― 坐姿抬腿
Basic

螺旋扭腰

藉由轉體動作，緊實後背

13

坐姿

1組 左右**10**次　　難易度 ★☆☆☆☆　　**Basic**

與地板呈平行
伸直呈一直線

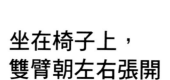

1 坐在椅子上，雙臂朝左右張開

椅子坐1/2，後背挺直，
雙手左右平舉，與肩同寬。

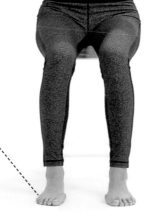

雙腳打開與腰同寬

※原本「坐姿」應為坐在地板上的姿勢（**P.35**），但是本章節所介紹的是坐在椅子上做動作，方便實行的訓練法。

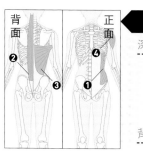

背面	正面

Target

深層肌肉群（P.29）

橫隔膜、腹橫肌、
骨盆底肌群、多裂肌

腹斜肌❶

豎脊肌❷

背闊肌❸ 三角肌❹

轉動時注意身體軸心，才能有效運動深層肌肉

眉間、左右鎖骨中間與肚臍連起來的
這條線，就是身體的軸心。須注意此
軸心不能晃動，再藉由緩慢的轉體動
作，逐步有效運動到體幹。

13

坐姿 — 螺旋扭腰

Basic

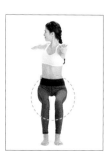

Variation

雙膝間夾著毛巾，
可使骨盆穩定

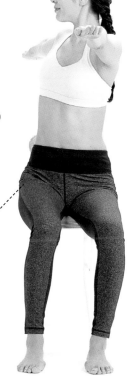

2

上半身朝右扭轉

一邊吐氣，一邊將上半身 （連同手臂）
往右轉，然後換邊，重複10次。

將體重平均地分配在
左右臀部的骨頭上

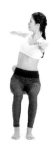

✕ NG

身體軸心不能傾斜

1組 左右 **10** 次　　難易度 ★☆☆☆☆　　**Easy**

身體要確實地扭轉

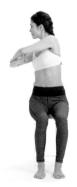

✕ NG
身體軸心不能傾斜

1

坐在椅子上，
前臂上下重疊

椅子坐1/2，後背挺直，
左右前臂於肩膀前方上下重疊。

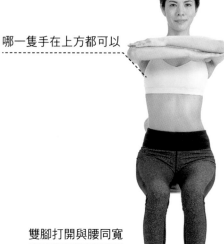

哪一隻手在上方都可以

雙腳打開與腰同寬

以脊椎為中心做轉體動作

2

上半身朝右轉

一邊吐氣，一邊將上半身往右扭轉。
然後換邊轉，重複10次。

螺旋扭腰

1組 左右10次　**難易度 ★★2☆☆☆**　**Hard**

轉體的同時，把腳抬高

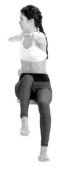

✕ NG
腰部不能拱起來
肩膀不能抬高

1 坐在椅子上，雙臂朝左右張開，右腳抬高

椅子坐1/2，後背挺直，
雙手左右平舉，與肩同寬，抬起右腳。

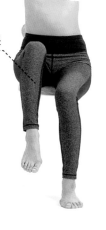

與地板呈平行，
伸直呈一直線

抬腳的高度，
以身體不晃動為限

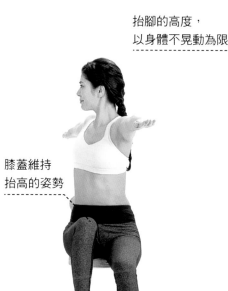

膝蓋維持
抬高的姿勢

2 上半身朝右轉

一邊吐氣，一邊將上半身往右扭轉。
然後換邊轉，重複10次。

單腳平衡練習

讓全身肌肉動起來，並培養平衡感

14

站姿

1組 **10** 秒×左右 ｜ 難易度 ★★☆☆☆ ｜ **Basic**

往天花板延伸

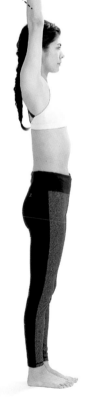

1

站姿，
雙手往上舉高

背挺直站好，雙手往正上方抬高。

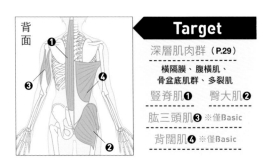

Target

深層肌肉群（P.29）

- - - - - - - - - - - - - - - -
横隔膜、腹横肌、
骨盆底肌群、多裂肌

竪脊肌❶　　臀大肌❷

肱三頭肌❸ ※僅Basic

背闊肌❹ ※僅Basic

包含手臂、背部、臀部 用全身取得平衡

這項訓練菜單可全面刺激到全身上下。
為了在單腳站立時取得平衡，專注力
也是不可或缺的一環。初學者請將手
插腰，從Easy動作開始做起。

14

站姿 — 單腳平衡練習

Basic

2 上半身往前傾，右腳往後抬高

一邊將上半身往前傾，一邊將右腳往後抬高。
維持10秒後換邊。

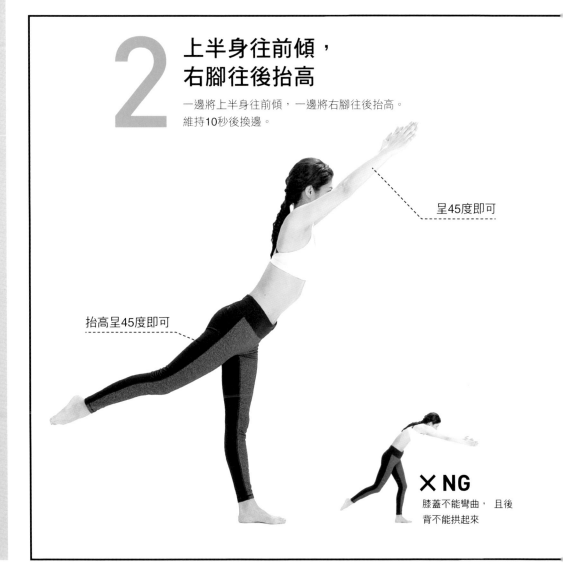

呈45度即可

抬高呈45度即可

✕ NG
膝蓋不能彎曲，且後
背不能拱起來

1組 **10** 秒×左右 ｜ 難易度 ★☆☆☆☆ | **Easy**

集中鍛鍊下半身

1

雙手插腰，
將重心放在左腳

雙手插腰站立，
右腳稍微往後移動，將重心放在左腳。

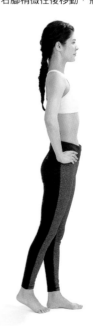

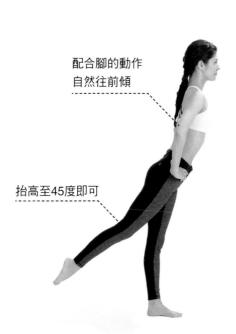

配合腳的動作
自然往前傾

抬高至45度即可

2

上半身往前傾，
右腳往後抬高

一邊將上半身往前傾，一邊將右腳往後抬高。
維持10秒後換邊。

單腳平衡練習

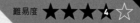

| 1組 **10** 秒×左右 | 難易度 ★★★★☆ | **Hard** |

加強柔軟度、體幹力及平衡感

1 雙手插腰，將重心放在左腳

雙手插腰站立，
右腳稍微往後移動，將重心放在左腳。

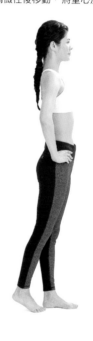

從頭到腳維持一直線

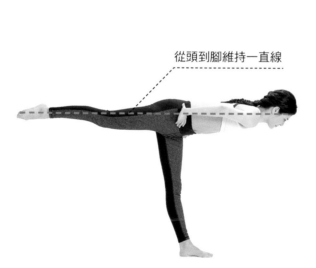

2 上半身往前傾，右腳往後抬高，與地板平行

一邊將上半身往前傾，一邊將右腳往後抬高，
直到右腳與地面平行，維持10秒後換邊。

藉由鍛練核心肌力調整內臟位置後，外觀也會出現變化。例如，可解決內臟下垂以及皮下脂肪所造成的「小腹凸出」，打造凹凸有致的腰部曲線。而且當核心成為強有而力的軸心並得以支撐身體後，慢性的姿勢不良問題將獲得改善，姿勢就會變得優美好看。

此外，走路姿勢也會隨著站姿一同變美。雖然單憑站在鏡子前面檢視身材線條或姿勢可能不容易察覺，但其實走路姿勢即可展現鍛鍊成果。妳是否曾經發現自己會有駝背、外八或內八、拖著腳跟這類的走路習慣呢？藉由強化核心後，即可使體幹穩定，手腳關節得以活動自如。因此妳走起路來將會腳步俐落，不會浪費力氣，姿態也會逐漸變優美。穿上高跟鞋時，一般人常會彎曲膝蓋、拖著鞋跟走路，但是持之以恆地做體幹訓練後，妳就會明白重心應該放在何處，容易透過軸心掌握身體重心位置，因此走路姿勢就會變美。

美麗的姿勢，尤其在步行時格外容易看得出來。想要擁有迷人的走路姿勢，務必養成習慣，鍛鍊不可或缺的核心肌群。

體幹與美體

Part 3

打造馬甲線！

專攻腹肌的
特別訓練

Special Menu For
Abdominal Muscle

推薦給想要均衡運動的人，
請先確認自己屬於哪一種類型的體質(P.98)，
再藉由日常習慣提升體幹力。

三大類體型的腹肌訓練菜單

先確認自己的體質特性屬於哪一種類型，以便有效率地鍛練腹部。

特別想要瘦肚子的人，以下準備了3種專攻腹部的訓練菜單；

Type A

深層肌肉無力，核心弱

核心力量較弱，也就是位於身體深層肌力較弱的類型。多為全身肌力都弱的女生，容易感到疲勞。

這種類型的特徵…

- ☐ 走路走太久的話，大腿外側會痛
- ☐ 一直站著的話，容易感到腰痠背痛
- ☐ 常有人說自己走路扭來扭去
- ☐ 站沒多久會想靠著牆
- ☐ 習慣淺坐在椅子上且靠在椅背上
（坐下時腰部會完全放鬆）

▶ 參閱 **P.100**

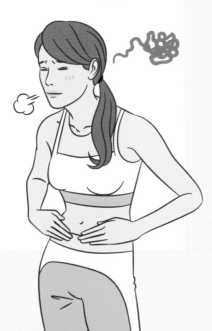

Type

C

棉花糖女子的
初級訓練

肌肉量少，腹肪多，由於身體感覺遲
鈍 因此平時會將注意力放在呼吸上。

這種類型的特徵⋯

☐ 在意凸出的腹部

☐ 對運動不拿手

☐ 身體線條圓潤

☐ 體脂率高

☐ 不曾留意過腹部、背部及臀部的肌肉
　位於何處以及如何運作的問題

▶ 參閱**P.104**

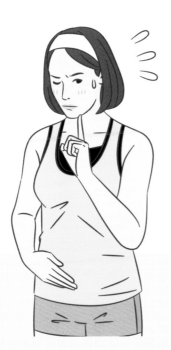

Type

B

肌力強，
但柔軟度不佳

位於身體表面的外層肌肉，肌力較強，
不過肌肉容易緊繃僵硬，柔軟度較差。

這種類型的特徵⋯

☐ 有做肌力訓練的習慣

☐ 脊椎及骨盆缺乏柔軟度

☐ 經常長時間維持同一個姿勢

☐ 在意身體僵硬及緊繃的問題

☐ 無法掌握全身力道放鬆後深呼吸的
　感覺

▶ 參閱**P.102**

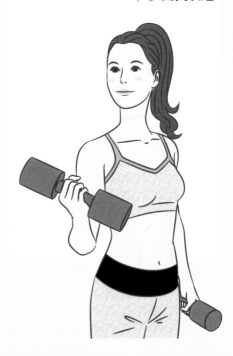

從鍛鍊深層肌肉群開始， 改變姿勢

核心肌力弱的人，特色就是腰部容易拱起，因此要從充分放鬆腰部周圍的動作開始做起。接著慢慢地改變姿勢、一步步調整身體對應重力的方式，使深層肌肉群（P.18）逐漸活化。

深層肌肉無力， 核心弱

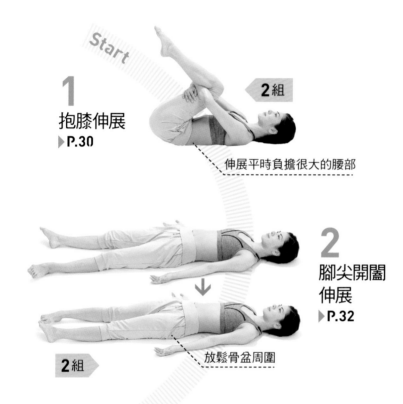

Start

1 抱膝伸展
▶P.30

2組

伸展平時負擔很大的腰部

2 腳尖開闊伸展
▶P.32

2組

放鬆骨盆周圍

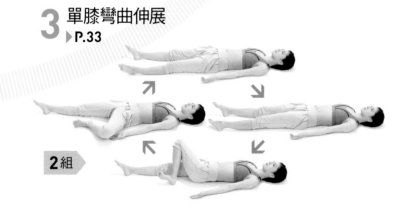

3 單膝彎曲伸展
▶P.33

2組

〔參考次數及持續時間〕

1天
1組
×
1週
7DAYS
×
3個月

深
層
肌
肉
無
力
，
核
心
弱

Type

A

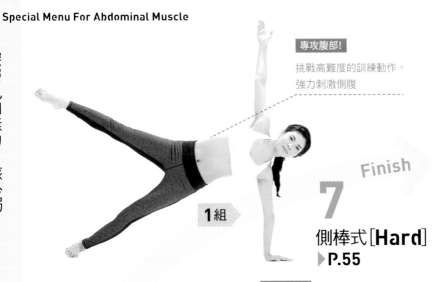

專攻腹部!

挑戰高難度的訓練動作，
強力刺激側腹

Finish

1組

7

側棒式[Hard]
▶**P.55**

專攻腹部!

運用腹肌的力量
注意身體別歪斜扭轉

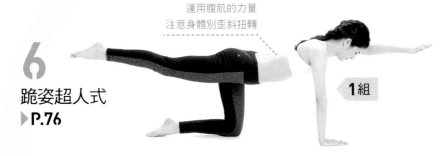

1組

6

跪姿超人式
▶**P.76**

專攻腹部!

將注意力放在腹部，並訓練體幹力
注意腰部別往下掉

5

棒式撐體[Hard]
▶**P.66**

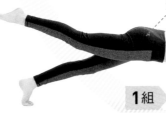

1組

專攻腹部!

透過擺脫重力的姿勢
將注意力放在腹部的肌肉上

1組

4

呼吸運動
〔仰躺姿〕
▶**P.36**

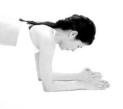

將注意力放在核心 （P.18）

當加入大動作的訓練要素後，容易順勢用力，因此須將動作放慢並留意呼吸。專心執行每個動作，使體幹逐步展現成果。

肌力強，但柔軟度不佳

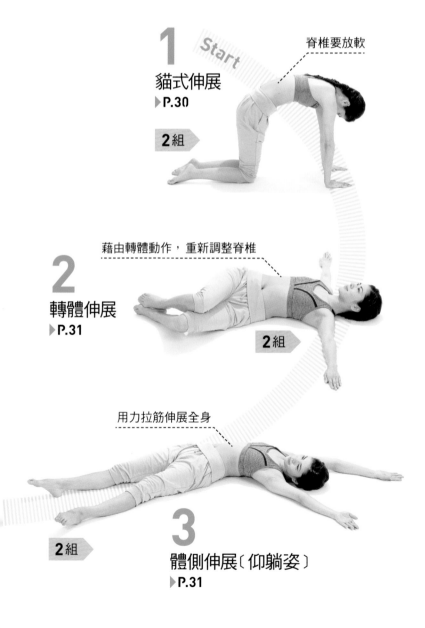

1 Start

貓式伸展
▶P.30

脊椎要放軟

2組

藉由轉體動作，重新調整脊椎

2

轉體伸展
▶P.31

2組

用力拉筋伸展全身

3

2組

體側伸展〔仰躺姿〕
▶P.31

〔參考次數及持續時間〕

1天
1組
×
1週
7DAYS
×
3個月

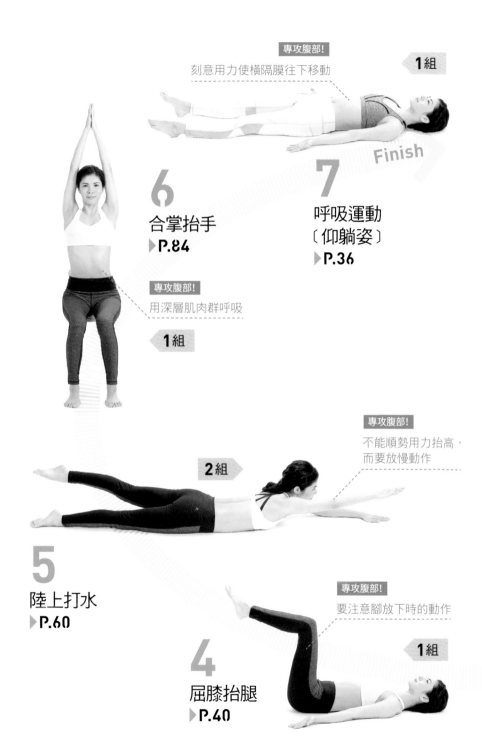

肌力強，但柔軟度不佳

專攻腹部！
刻意用力使橫隔膜往下移動

1組

Finish

6
合掌抬手
▶P.84

專攻腹部！
用深層肌肉群呼吸

1組

7
呼吸運動
〔仰躺姿〕
▶P.36

2組

5
陸上打水
▶P.60

專攻腹部！
不能順勢用力抬高，
而要放慢動作

專攻腹部！
要注意腳放下時的動作

1組

4
屈膝抬腿
▶P.40

保持容易取得平衡的穩定姿勢

腰部容易後仰的人，須從放鬆腰部做起，經常駝背的人得先伸展後背再開始訓練。以容易支撐自己體重、且穩定姿勢下得以實行的訓練為主。

棉花糖女子的初級訓練

腰部後仰 （骨盆前傾）的人

充分伸展腰部，並提高脊椎的柔軟度

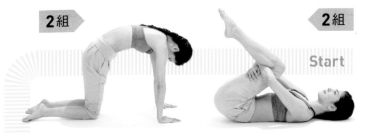

2組

2組

Start

2 貓式伸展
▶P.30

1 抱膝伸展
▶P.30

駝背姿勢 （骨盆後傾）的人

拱起背部，或做轉動動作以增加刺激

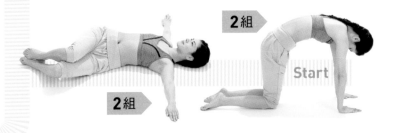

2組

Start

2組

2 轉體伸展
▶P.31

1 貓式伸展
▶P.30

〔 參考次數及持續時間 〕

1天
1組
×
1週
7DAYS
×
3個月

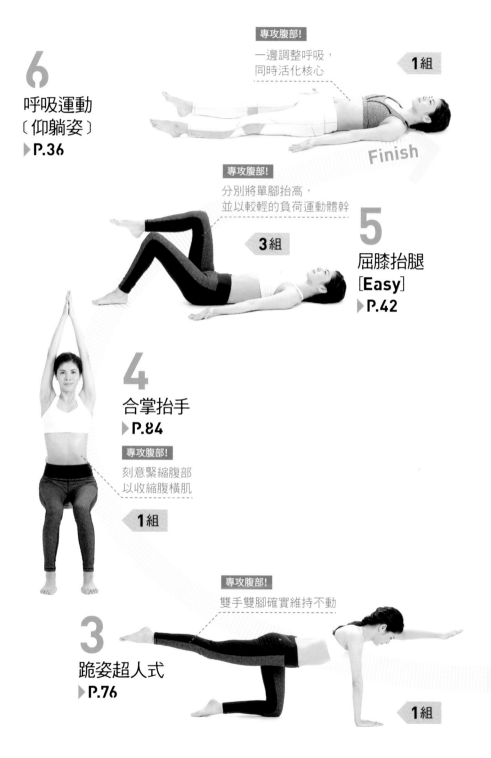

棉花糖女子的初級訓練

Type
C

6
呼吸運動
〔仰躺姿〕
▶**P.36**

專攻腹部！
一邊調整呼吸，
同時活化核心

1組

Finish

專攻腹部！
分別將單腳抬高，
並以較輕的負荷運動體幹

3組

5
屈膝抬腿
[**Easy**]
▶**P.42**

4
合掌抬手
▶**P.84**

專攻腹部！
刻意緊縮腹部
以收縮腹橫肌

1組

專攻腹部！
雙手雙腳確實維持不動

3
跪姿超人式
▶**P.76**

1組

由知名運動選手積極投入體幹訓練這點，我們即可充分了解到，體幹力為提升運動表現不可或缺的一環。當身體的軸心挺直，手腳便能活動自如，得以順暢地移動重心，因此無論在參與任何競賽，體幹訓練都能帶來許多好處。

首先身體會變強壯，且腳步能踏得穩，與對手比劃競爭時，相信就不容易力不從心。在球技方面，當揮棒或投球姿勢穩定，控球表現就會改善，甚至得以期待力量增強後打擊距離更加提升。在水中表現方面，容易保持可盡量減少水阻抗的姿勢（流線）；在舞蹈及體操競賽時，旋轉及跳躍動作便會穩定。

而且還有一個最大的好處，那就是在所有競賽過程中，將不容易受傷或發生問題。想要長久健康且快樂地從事運動，首重減輕對身體造成的壓力，事先預防任何問題的發生。因此為提升表現所做的體幹訓練，其實也有助於維持身體狀態，作為身體保養的一環。

體幹與表現

Part

4

體幹核心之外的訓練

不同部位的
全身肌力訓練

Individual Parts Training

此訓練適用於個別鍛鍊在意的部位，
除了基本的核心訓練再追加動作，
均衡活化全身上下。

跪姿伏地挺身

有效提胸及緊實手臂的訓練，
秘訣在於運用胸部肌肉，而非手臂肌肉，
請先放鬆肩膀及手腕後再加以嘗試。

1組 **10**次　**Basic**

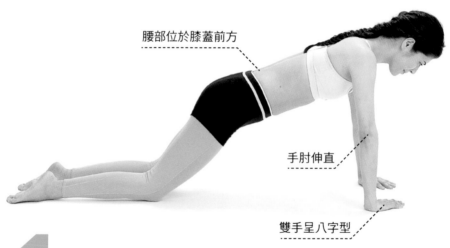

腰部位於膝蓋前方

手肘伸直

雙手呈八字型

1 雙手與雙膝撐地

雙手打開比肩稍寬，
雙腳打開跪地，與腰同寬後，膝蓋貼地。

膝蓋與手愈靠近，動作會愈輕鬆

Easy

拉近雙手與雙膝的距離後，施加在手臂及
腰部的負擔就會減少。建議初學者從較短
的距離開始做起，接著再逐漸拉長距離。

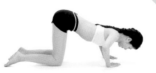

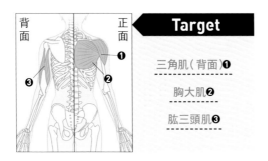

Target

三角肌(背面)❶
- - - - - - - - - - - -
胸大肌❷
- - - - - - - - - - - -
肱三頭肌❸

2 彎曲雙肘，身體往下

彎曲雙肘，使上半身靠近地板，
做10次。

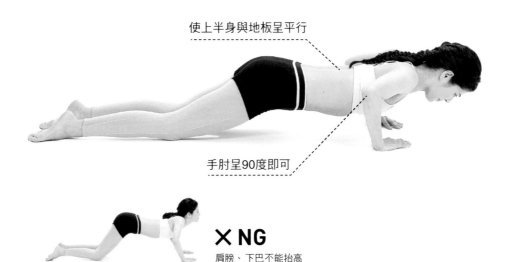

使上半身與地板呈平行

手肘呈90度即可

× **NG**
肩膀、下巴不能抬高

雙腳伸直，可以增加肌肉負荷　　**Hard**

將膝蓋打直，從頭到腳呈一直線。就算只
有手肘稍微彎曲，肩膀周圍也能感受到充
足的運動效果。

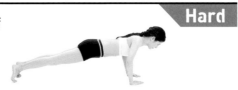

反向伏地挺身

用顛倒的姿勢進行跪姿伏地挺身(P.108)的動作。
可鍛鍊到上臂的二頭肌部位及雙臂，
雕塑整個手臂的效果十分可期。

手臂

1組 **10**次 ▶ **Basic**

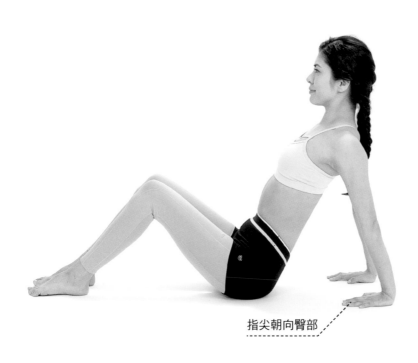

指尖朝向臀部

1 坐在地板上，
雙手撐地，雙膝彎曲立起

坐在地板上，雙膝靠攏、腳底踩地，
手臂於背後伸直，雙手掌撐地。

02

手臂 ── 反向伏地挺身

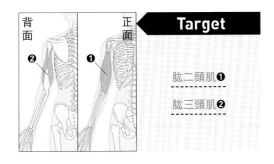

背面 ❷

正面 ❶

Target

肱二頭肌 ❶

肱三頭肌 ❷

2 將手肘彎曲

一邊吸氣，一邊彎曲手肘，
重覆做10次。

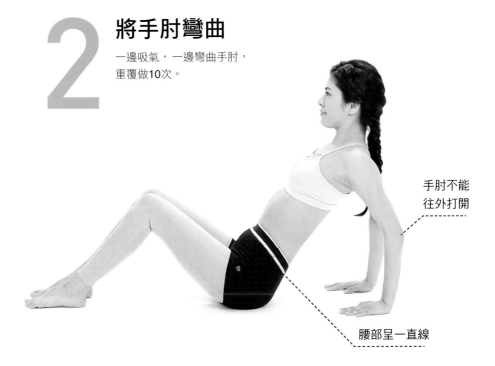

手肘不能
往外打開

腰部呈一直線

Hard

臀部抬起、離開地板，效果更佳

採取 [Basic] 1的姿勢並將腰部抬起，離
開地板，手肘彎曲時，臀部再著地。持續
動作並放慢速度重複做10次。

2   1

地板超人式

針對背部至臀部的肌肉，強化身體的背面。
這個動作的最大特徵是動作簡單，但容易確實感受到肌肉刺激，
初學者也容易挑戰成功。

03

背部

1組 **10** 次 | **Basic**

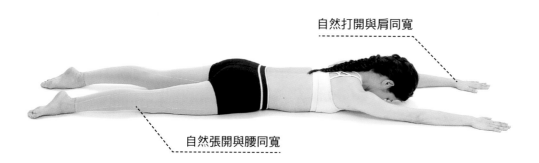

自然打開與肩同寬

自然張開與腰同寬

1 趴臥姿，雙手雙腳伸直

雙手伸直，超過頭頂。

將手肘拉至後方，能有效訓練後背肌肉

Hard

將手肘彎曲拉至後方，會使肩胛骨靠攏。
可加強對於背闊肌的刺激，有效緊實背部。

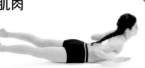

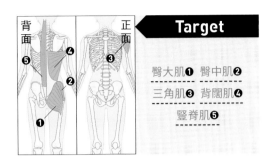

Target

臀大肌❶ 臀中肌❷
三角肌❸ 背闊肌❹
豎脊肌❺

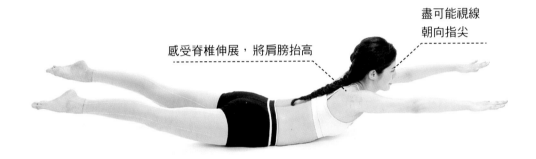

感受脊椎伸展，將肩膀抬高

盡可能視線
朝向指尖

2 將手腳同時抬高

吸氣時，雙手雙腳離開地板，
邊吐氣，邊回到1的動作，重複10次。

藉由彎曲膝蓋，訓練臀部肌肉

Hard

肩胛骨往中間靠攏夾緊，雙手手臂往後，
指尖朝後方伸直。雙膝彎曲，腳尖朝向天
花板。可有效運動到臀部及大腿後側。

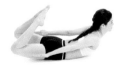

向後抬腿

04

腹部

採雙手雙腳貼地並抬高臀部的姿勢將腳抬高，
以刺激腹部周圍的外層肌肉（outer muscle）。
一開始請以雙手貼地的Easy姿勢做起。

1組 **10** 秒×左右　**Basic**

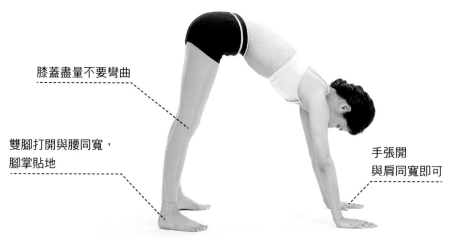

膝蓋盡量不要彎曲

雙腳打開與腰同寬，
腳掌貼地

手張開
與肩同寬即可

1 採站姿後往前傾，雙手貼地

雙腳打開與腰同寬，上半身往前，雙手貼地，
手肘與膝蓋自然伸直。

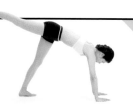

Easy

用雙手撐地，穩定姿勢

雙手貼地，只將腳抬高，才容易取得平衡。
等到可以保持平衡後，再來挑戰Basic動作
將手臂抬高。

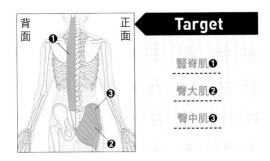

Target

豎脊肌❶

臀大肌❷

臀中肌❸

腳離開地板即可

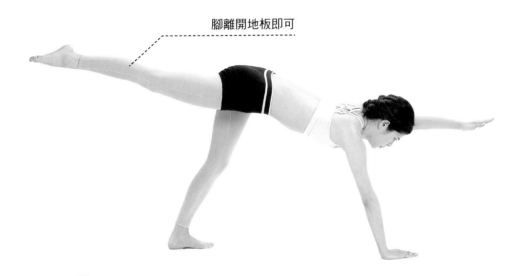

2 將左右手腳交錯抬高

先抬高左手與右腳，取得平衡，
維持10秒後換邊。

踩地的一腳提起腳跟，提升難度

將踩地的腳跟抬高，墊起腳尖，可大幅提
升動作難度。使體幹及手臂的鍛鍊難度增
加，還能刺激到膝蓋下方。

Hard

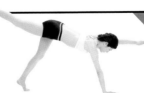

腿肌深蹲

深蹲可有效運動到大腿後側（腿肌），重點在於彎曲膝蓋使臀部往後凸，屬於可輕鬆完成的提臀運動。

臀部～大腿根部

1組 **10** 次　**Basic**

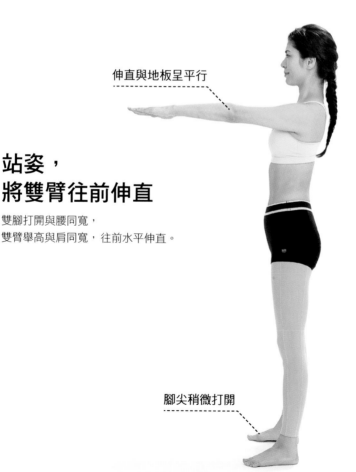

伸直與地板呈平行

1 站姿，
將雙臂往前伸直

雙腳打開與腰同寬，
雙臂舉高與肩同寬，往前水平伸直。

腳尖稍微打開

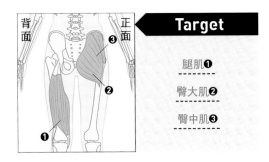

Target

腿肌❶

臀大肌❷

臀中肌❸

背面　正面

2 膝蓋彎曲

一邊吸氣，一邊彎曲膝蓋往下蹲，
感覺臀部往後凸，重複10次。

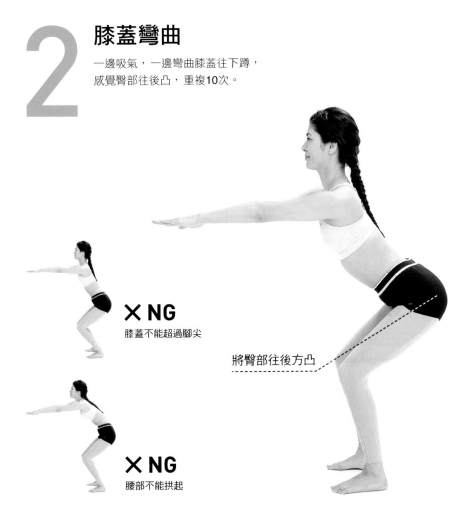

✕ **NG**
膝蓋不能超過腳尖

✕ **NG**
腰部不能拱起

將臀部往後方凸

05

臀部～大腿根部 ｜ 腿肌深蹲

側躺屈膝抬腿

06

臀部〜大腿後側

這個訓練可活動到臀部的內部肌肉，乍看之下動作雖然簡單，
卻能確實有效運動到臀部深處。
這個部位不容易鍛鍊，而且容易無力，女生應該加強訓練。

1組 **10** 次×左右　**Basic**

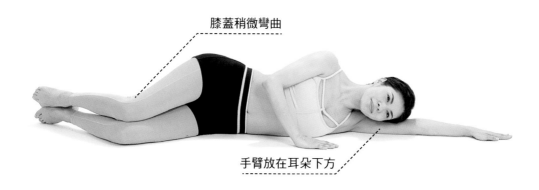

膝蓋稍微彎曲

手臂放在耳朵下方

1　面朝左側躺，
　　將右手臂伸直

朝左側躺，將髖關節及膝蓋微微彎曲，
右（下方）手臂往頭頂的方向伸直，左（上方）手掌在胸前撐地。

臀部～大腿後側 ── 側躺屈膝抬腿

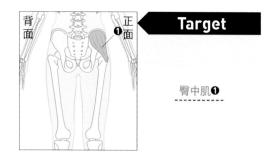

Target

臀中肌❶

Side

往正上方抬高

2 將左腳抬高

一邊吐氣，一邊將左（上方的）腳抬高，
重覆10次後換邊。

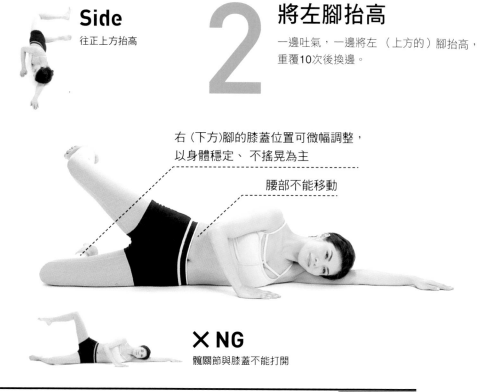

右（下方)腳的膝蓋位置可微幅調整，
以身體穩定、不搖晃為主

腰部不能移動

✕ NG

髖關節與膝蓋不能打開

Hard

將腳往後方拉，即可增加負荷

一邊留意髖關節不能打開，同時將抬高
那隻腳的膝蓋往後方拉，增加對臀部肌
肉訓練度。

Side

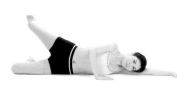

弓箭步深蹲

利用腳往前跨出一大步的動作，鍛鍊下半身；
隨著雙腳打開的程度，有效運動到部位也會不同，
請視目的加以調整步幅。

腿部

Basic

1

雙手插腰，
站弓箭步

左腳往前，右腳在後，
雙腳膝蓋都微彎。

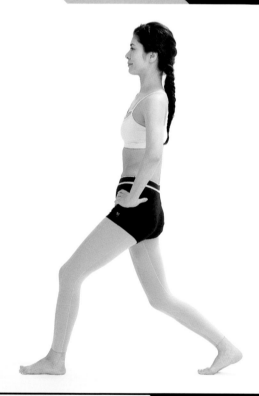

Variation

增加雙腳打開的角度，
即可有效運動到大腿後側

將腳大步跨出，使左右腳的間隔拉大，以加強對於大
腿後側的刺激。

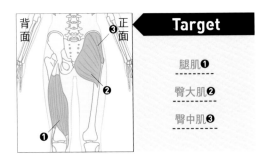

Target

背面 　 正面

腿肌 ❶

臀大肌 ❷

臀中肌 ❸

2 上半身挺直，
慢慢往下蹲

一邊吐氣，一邊將重心放在前腳上，
慢慢往下蹲，重覆10次後換邊。

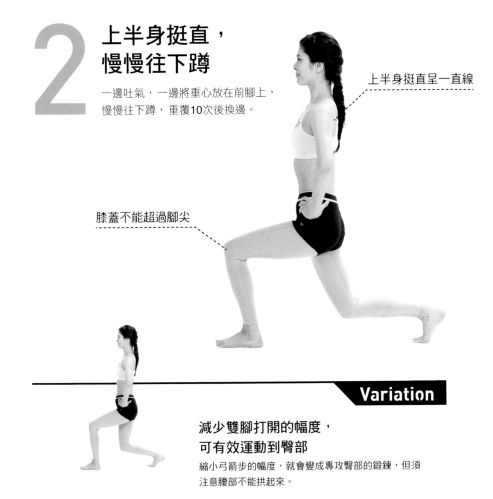

上半身挺直呈一直線

膝蓋不能超過腳尖

Variation

減少雙腳打開的幅度，
可有效運動到臀部

縮小弓箭步的幅度，就會變成專攻臀部的鍛鍊，但須
注意腰部不能拱起來。

腳尖開合

將腳根併攏，作為軸心，再將腳尖開合，
刺激將腳往外張開的肌肉。可有效改善O型腳，
使髖關節的動作變順暢，並活化整個腿部肌肉。

1組 開合**10**次 **Basic**

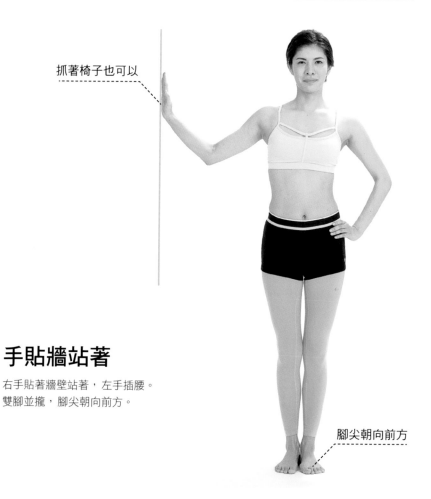

抓著椅子也可以

1 手貼牆站著

右手貼著牆壁站著，左手插腰。
雙腳並攏，腳尖朝向前方。

腳尖朝向前方

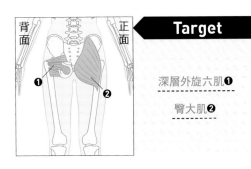

Target

深層外旋六肌❶

臀大肌❷

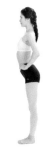

✕ NG

腰部不能後仰

用手支撐以免身體
軸心晃動

2 將腳尖打開

以腳根作為軸心，
再將雙腳腳尖往外打開。
重覆10次。

刻意緊縮臀部

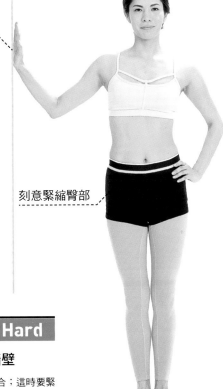

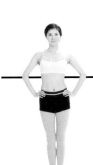

Hard

不扶東西、不靠牆壁

改為雙手插腰，將腳尖開合；這時要緊
縮腹部，以確實穩定體幹。

芭蕾深蹲

腳尖往外打開，膝蓋彎曲後再變成腳尖站立的姿勢。
藉由一連串的動作活化膝蓋下方至大腿及臀部等部位。
促進雙腳血液循環，也能有效預防浮腫。

腿部

1組 **10** 次　**Basic**

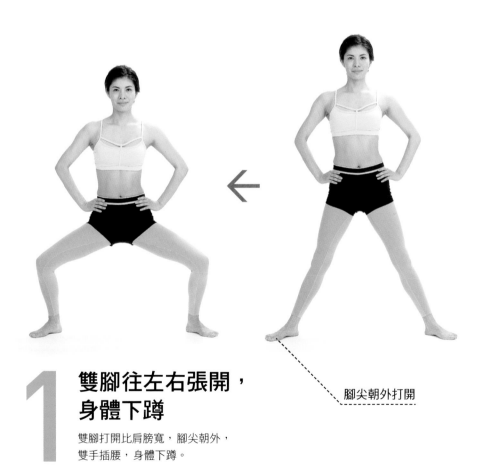

腳尖朝外打開

1 雙腳往左右張開，身體下蹲

雙腳打開比肩膀寬，腳尖朝外，
雙手插腰，身體下蹲。

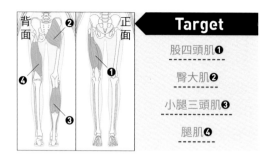

Target

股四頭肌❶

臀大肌❷

小腿三頭肌❸

腿肌❹

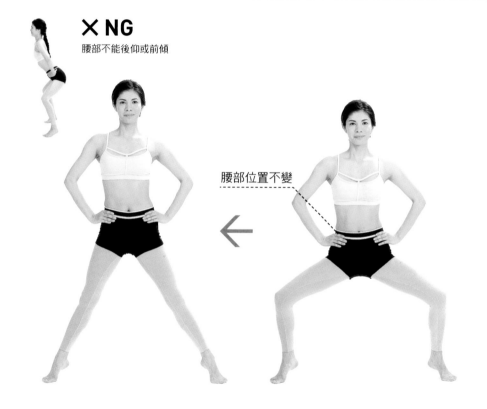

✕ **NG**
腰部不能後仰或前傾

腰部位置不變

2 抬高腳跟，身體往上

維持下蹲的姿勢，將腳跟抬高；
維持墊腳尖的姿勢，再將膝蓋打直，重複10次。

單腳前後抬腿

只靠單腳站立，保持平衡與姿勢，並分別前後抬腿。
做動作時須讓身體有一直線貫通的感覺，
要求平衡感、全身的連動性以及體幹力。

1組 10次×左右 | **Basic**

1 單腳往後抬高，並保持平衡

雙手插腰，再將右腳往後抬高，
身體保持平衡，不要晃動。

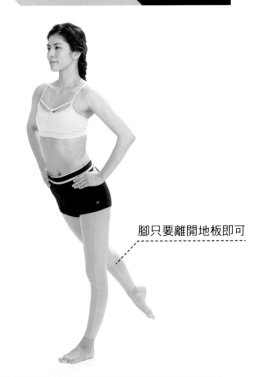

腳只要離開地板即可

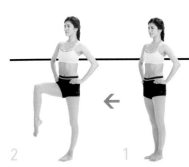

Easy

只做曲膝往前抬腿的動作就好

覺得不容易保持平衡時，就無須做後抬腿的動作，
直接做動作2的單腳曲膝往前抬高即可。

2 ← 1

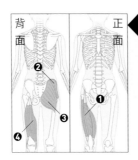

Target

股四頭肌❶

臀中肌❷

臀大肌❸

腿肌❹

2 單腳曲膝，往前抬高

將右膝抬高，不超過腰部，重複10後換邊。

上半身呈一直線

膝蓋彎曲90度

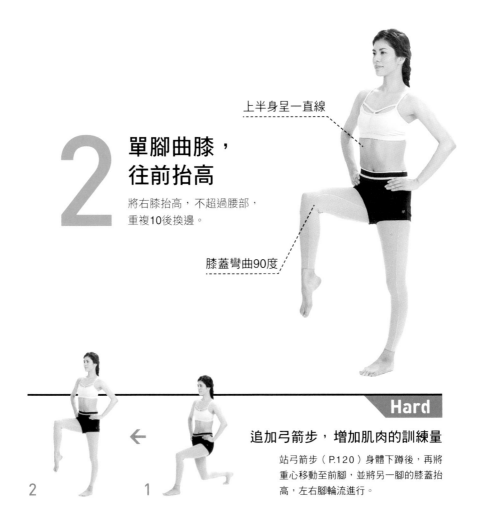

Hard

追加弓箭步，增加肌肉的訓練量

站弓箭步（P.120）身體下蹲後，再將重心移動至前腳，並將另一腳的膝蓋抬高，左右腳輪流進行。

2 ← 1

養成鍛鍊體幹的習慣

想要確實感受到訓練效果，同時持之以恆地做下去，其實需要一些技巧。以下是養成鍛鍊體幹習慣的5大重點。

（1）均衡訓練。偏重某方面的訓練，將導致身體歪斜或僵硬。（2）釐清自己鍛鍊的目的。清楚自己為何鍛鍊、以及想鍛鍊的成果，才能提高訓練效果。（3）逐步增加負荷。隨著體力的提升，再加強訓練品質及訓練量，這樣才能確實提高肌力。（4）選擇適合自己的鍛鍊菜單。每個人的體力與體質不同，因此須要了解什麼程度的負荷適合自己。（5）反覆做訓練。就算無法立即感受到效果，做起來又很吃力，也要堅持地繼續做下去。

留意以上5個重點，再開始鍛鍊，才能最快見到成效。很遺憾的是，用輕負荷做訓練其實一點意義也沒有，而且一旦停止鍛鍊，身體馬上就會回復原狀。此外，不合目地的訓練，也無法獲得預期中的效果。唯有秉持堅強意志並設定目標，這種鍛鍊才能使身體機能出現飛躍性地改善。

Part

5

針對不同部位的鍛鍊

加強各部位的組合訓練

Training Program By Purpose

由伸展操、核心訓練及各個部位訓練
搭配而成的動作組合。
還能配合實力,變化難易度(P.4)。

集中訓練手臂，
活化平時少用的肌肉

這套訓練菜單可施加負荷於手腕及肩膀，因此須充分放鬆後再開始訓練。在進行動作 3~6 時，感覺肩膀周圍負擔大的話，無須勉強完成，可加以調整，例如減少次數或改做 Easy 版本，並將注意力放在手臂肌肉再做動作。

緊實雙臂，擺脫蝴蝶袖

加強鍛鍊上臂，安心穿無袖上衣，「掰掰肉」不亂晃

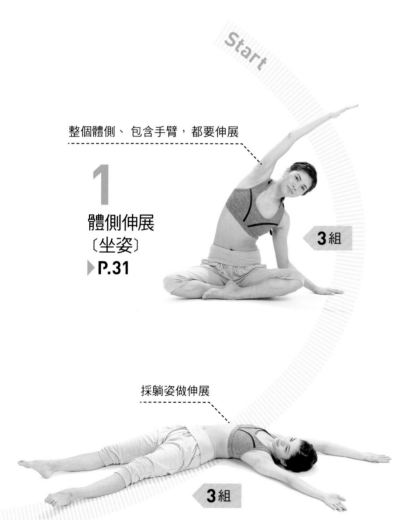

Start

整個體側、包含手臂，都要伸展

1
體側伸展
〔坐姿〕
▶ **P.31**

3組

採躺姿做伸展

3組

2 體側伸展〔仰躺姿〕
▶ **P.31**

緊實雙臂，擺脫蝴蝶袖

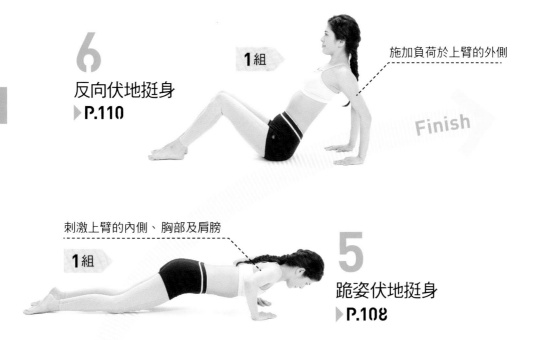

6
反向伏地挺身
▶P.110

1組

施加負荷於上臂的外側

Finish

刺激上臂的內側、胸部及肩膀

1組

5
跪姿伏地挺身
▶P.108

4
伏地側抬腿
▶P.72

1組

用手臂支撐體重，
同時加上轉體動作

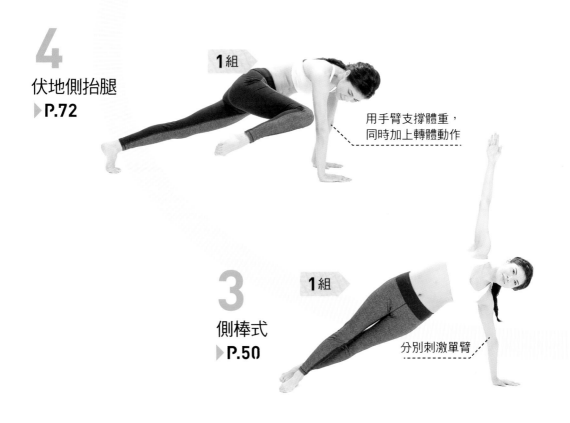

3
側棒式
▶P.50

1組

分別刺激單臂

活動手臂、肩膀、胸部，
改善血液及淋巴循環

明顯的鎖骨部位可強調出女人味，為避免鎖骨被脂肪埋沒，你應該鍛鍊的部位是手臂，同時也要訓練肩膀、頸部及鎖骨周圍，除了讓鎖骨部位明顯，還能改善身體循環，有效預防浮腫及僵硬。

打造性感鎖骨線

從頸部至胸部的鎖骨部位，是女子力的重要關鍵

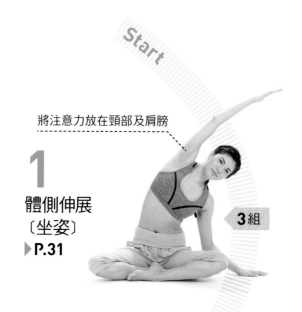

Start

將注意力放在頸部及肩膀

1
體側伸展
〔坐姿〕
▶P.31

3組

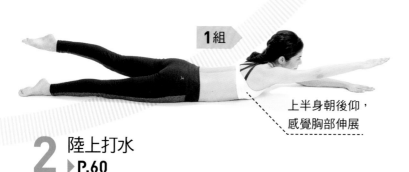

1組

上半身朝後仰，
感覺胸部伸展

2 陸上打水
▶P.60

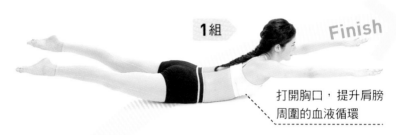

5
地板超人式
▶ **P.112**

1組

Finish

打開胸口，提升肩膀
周圍的血液循環

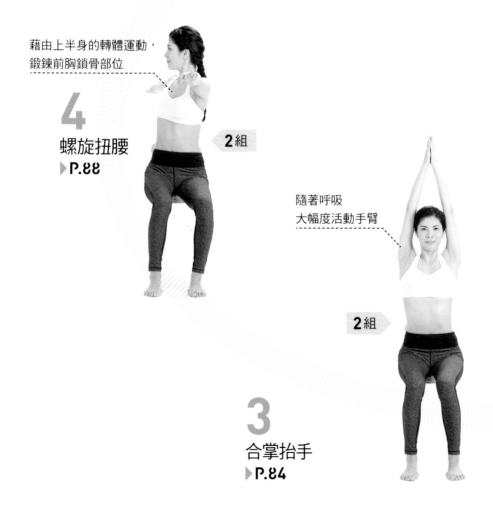

藉由上半身的轉體運動，
鍛鍊前胸鎖骨部位

4
螺旋扭腰
▶ **P.88**

2組

隨著呼吸
大幅度活動手臂

2組

3
合掌抬手
▶ **P.84**

藉由伸展操徹底放鬆肌肉，
再採趴臥姿刺激背部

雖然自己看不到背部，但是旁人卻能經常看見這個部位。消除贅肉、
緊實線條，即可調整姿勢，馬上看起來年輕五歲！除此之外，背部
有大塊的肌肉，鍛鍊後還能提升基礎代謝。

雕塑比基尼美背

肩胛骨線條緊實，再也不擔心虎背熊腰

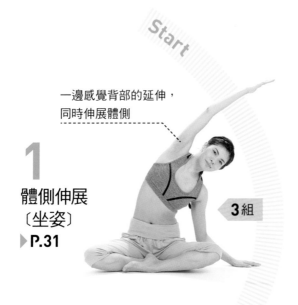

Start

一邊感覺背部的延伸，
同時伸展體側

1
體側伸展
〔坐姿〕
▶ **P.31**

3組

採躺姿做伸展

3組

2 體側伸展
〔仰躺姿〕
▶ **P.31**

5

螺旋扭腰
▶**P.88**

2組

扭轉上半身，
消除背部肌肉緊繃

Finish

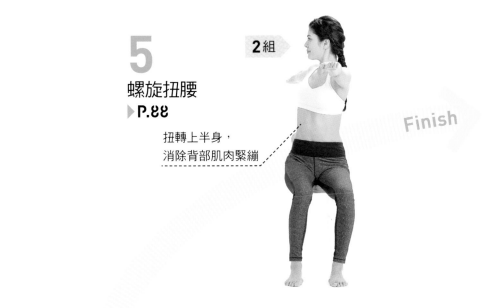

使背部的肌肉收縮

2組

4 **陸上打水**
▶**P.60**

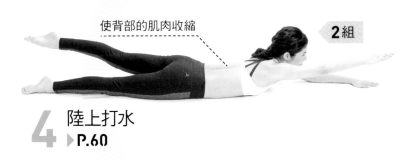

運用背部肌力的
腹部爬行運動

1組

3 **重心爬行**
▶**P.56**

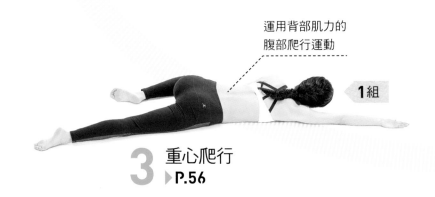

鍛鍊體幹及臀部，
讓骨盆回到正確位置上

首先要仔細伸展髖關節周圍，從回正骨盆位置做起。完整鍛鍊臀部
內外側、下方的部位，緊實臀部線條，連走路姿勢也會變好看喔！

練出微笑蜜桃臀

甩開寬、扁、垂的屁股，打造堅挺的臀部線條

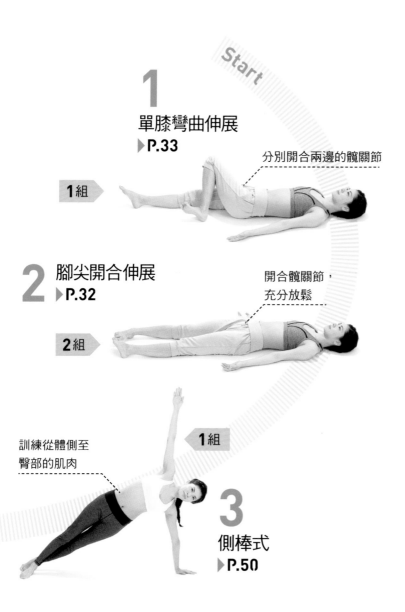

Start

1 單膝彎曲伸展
▶P.33

1組

分別開合兩邊的髖關節

2 腳尖開合伸展
▶P.32

2組

開合髖關節，
充分放鬆

1組

訓練從體側至
臀部的肌肉

3 側棒式
▶P.50

7 單腳平衡練習
▶ P.92

1組

一邊保持平衡，
一邊將腳抬高

Finish

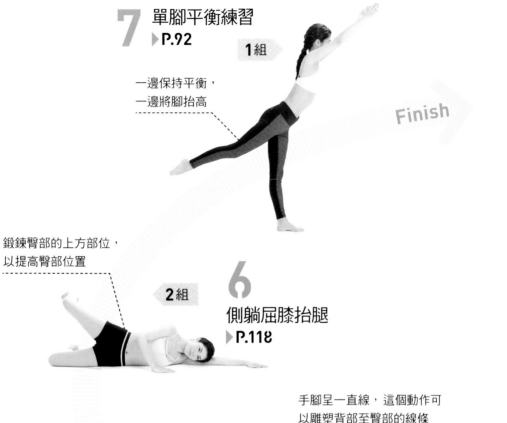

鍛鍊臀部的上方部位，
以提高臀部位置

2組

6 側躺屈膝抬腿
▶ P.118

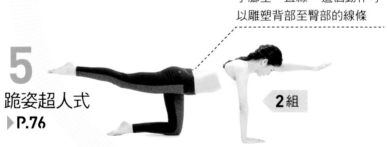

手腳呈一直線，這個動作可
以雕塑背部至臀部的線條

5 跪姿超人式
▶ P.76

2組

感覺施加在臀部上的負荷，
維持不動

1組

4 陸上打水
▶ P.60

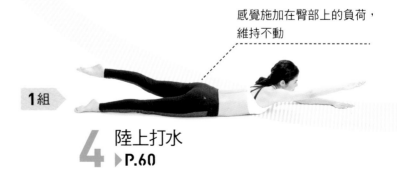

造就美麗腰線，
專攻「側腹及背部」的訓練菜單

修飾腰線，首重鍛鍊側腹及背部的肌肉。利用加上轉體動作的腹肌訓練，以及施加負荷於體側的運動，還有使用到背部的全身運動，讓腰內肉縮小兩圈！

甩開腰內肉，打造馬甲線

練出漂亮側腰曲線，性感又迷人！

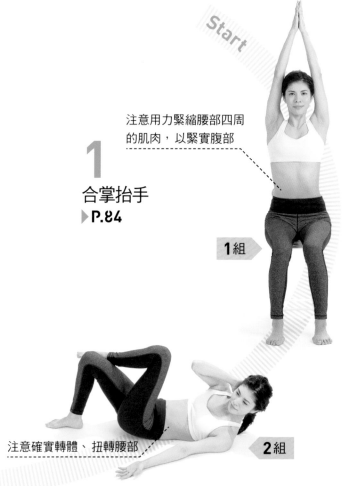

Start

注意用力緊縮腰部四周的肌肉，以緊實腹部

1
合掌抬手
▶P.84

1組

注意確實轉體、扭轉腰部

2組

2 交叉仰臥起坐
▶P.46

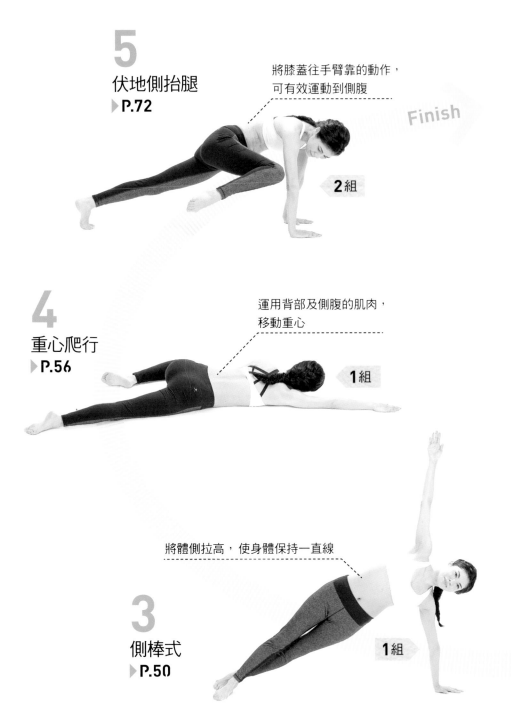

Program

05

甩開腰內肉，打造馬甲線

5
伏地側抬腿
▶**P.72**

將膝蓋往手臂靠的動作，可有效運動到側腹

Finish

2組

4
重心爬行
▶**P.56**

運用背部及側腹的肌肉，移動重心

1組

將體側拉高，使身體保持一直線

3
側棒式
▶**P.50**

1組

拉提下垂鬆垮的臀部，並讓雙腳看起來又細又長

提高因重力而下垂的臀部，緊實大腿後側至臀部的線條。當大腿變小一號後，雙腿看起來就會纖細緊實，從側面看，站姿也會變得優美。

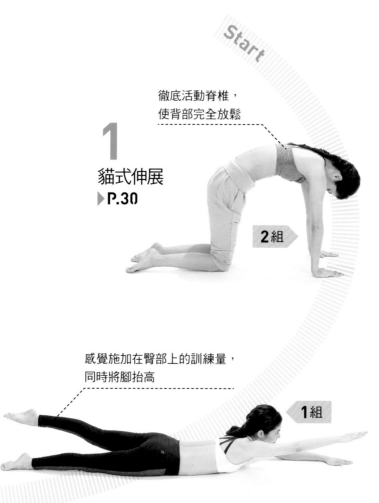

提臀瘦大腿

提高下垂的臀部，並讓大腿小一號

Start

徹底活動脊椎，
使背部完全放鬆

1
貓式伸展
▶ P.30

2組

感覺施加在臀部上的訓練量，
同時將腳抬高

1組

2 陸上打水
▶ P.60

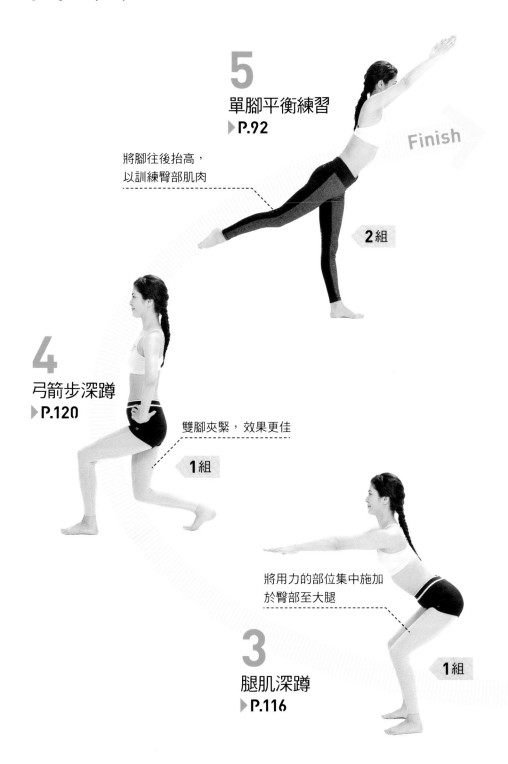

Program

06

提臀瘦大腿

5
單腳平衡練習
▶P.92

Finish

將腳往後抬高，
以訓練臀部肌肉

2組

4
弓箭步深蹲
▶P.120

雙腳夾緊，效果更佳

1組

將用力的部位集中施加
於臀部至大腿

3
腿肌深蹲
▶P.116

1組

刺激大腿內外側及小腿肚，
打造筆直纖細的美腿

這套動作組合可確實地消除大腿贅肉，藉由全面活動雙腿的肌肉，
包含小腿肚及腳尖部位，練出穠纖合度的苗條美腿，還能有效解除
腳部疲勞與冰冷現象。

練出超模等級苗條雙腿

修飾雙腿內外側線條，消除抖動的大腿肥肉

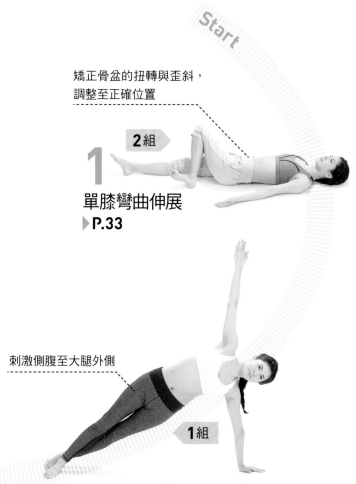

Start

矯正骨盆的扭轉與歪斜，
調整至正確位置

2組

1 單膝彎曲伸展
▶**P.33**

刺激側腹至大腿外側

1組

2 側棒式
▶**P.50**

Program

07

練出超模等級苗條雙腿

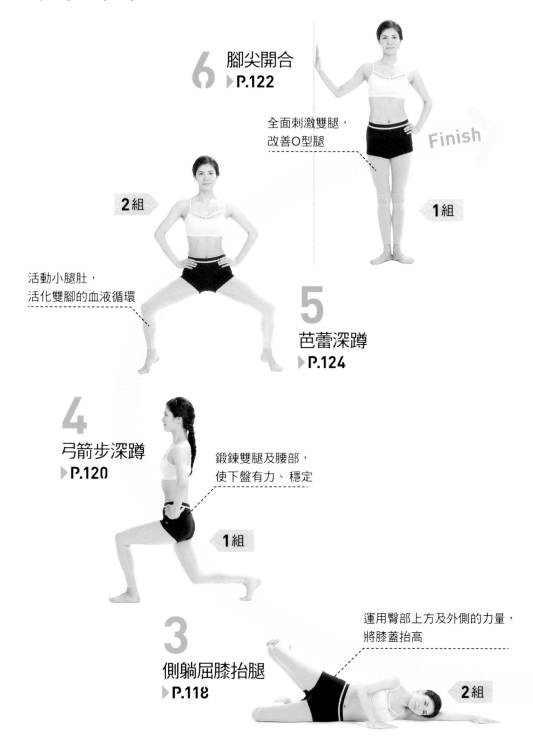

6 腳尖開合
▶P.122

全面刺激雙腿，
改善O型腿

Finish

2組

活動小腿肚，
活化雙腳的血液循環

5
芭蕾深蹲
▶P.124

1組

4
弓箭步深蹲
▶P.120

鍛鍊雙腿及腰部，
使下盤有力、穩定

1組

運用臀部上方及外側的力量，
將膝蓋抬高

3
側躺屈膝抬腿
▶P.118

2組

培養肌肉的柔軟度及體幹力，
解除上班族久坐導致的腰部痠緊

這套動作組合可預防因肌力及柔軟度變差所導致的腰痛。透過不易
造成腰部負擔的姿勢，逐漸強化體幹的肌力。請仔細完成伸展操，
做動作時，留意腰部不能後仰。

預防腰痛的肌力訓練

強化體幹的肌力，減輕對腰部的負擔

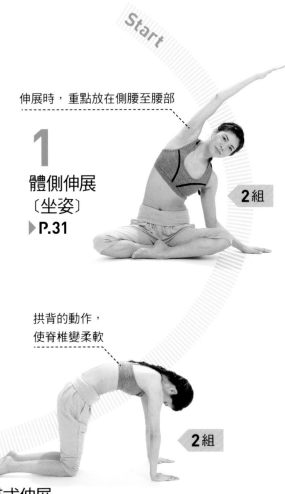

Start

伸展時，重點放在側腰至腰部

1 體側伸展
〔坐姿〕
▶P.31

2組

拱背的動作，
使脊椎變柔軟

2組

2 貓式伸展
▶P.30

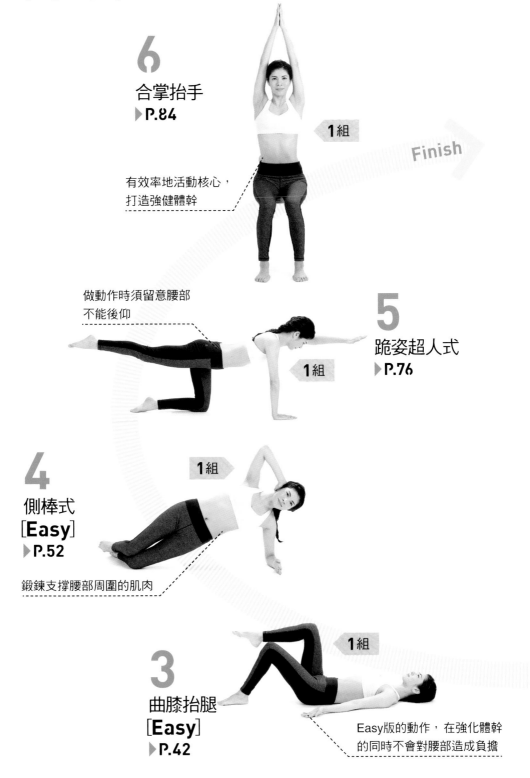

Program 08

預防腰痛的肌力訓練

6 合掌抬手 ▶P.84

1組

Finish

有效率地活動核心，
打造強健體幹

做動作時須留意腰部
不能後仰

1組

5 跪姿超人式 ▶P.76

4 側棒式 [Easy] ▶P.52

1組

鍛鍊支撐腰部周圍的肌肉

1組

3 曲膝抬腿 [Easy] ▶P.42

Easy版的動作，在強化體幹
的同時不會對腰部造成負擔

大幅度活動肩胛骨至手臂的部位，
訓練肩膀、胸部及背部的肌肉

這個訓練菜單彙集了有效解決上半身痠、緊、痛的動作：打開胸部、緊實後背、大幅度活動手臂等等。平時應維持體幹的柔軟度與肌力，無論站、坐、走路，都要用正確姿勢，這才是擺脫身體不時痠痛的秘訣。

一次解決上半身痠痛

解除肩膀僵硬、背部及胸部的痠痛

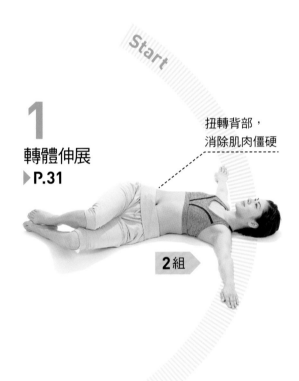

Start

1
轉體伸展
▶P.31

扭轉背部，
消除肌肉僵硬

2組

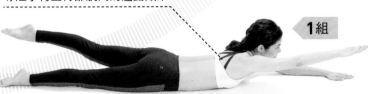

專注手臂至背部肌肉的運動效果

1組

2 陸上打水
▶P.60

Program 09

一次解決上半身痠痛

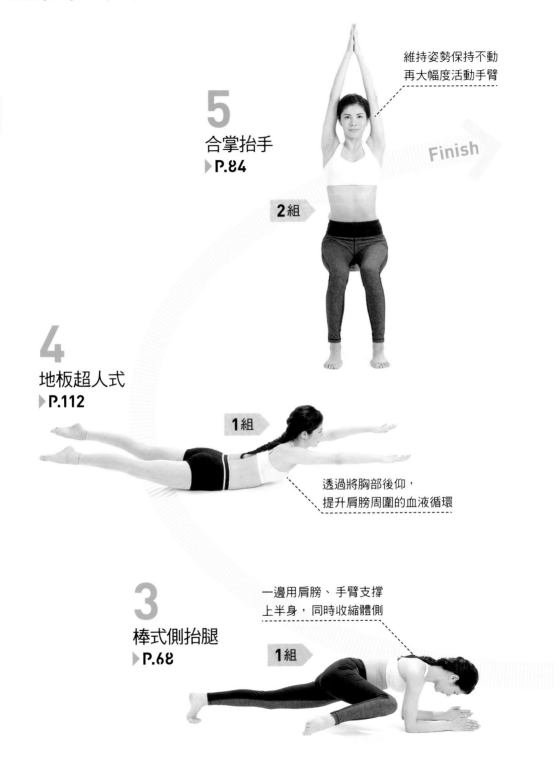

5
合掌抬手
▶ P.84

維持姿勢保持不動
再大幅度活動手臂

Finish

2組

4
地板超人式
▶ P.112

1組

透過將胸部後仰，
提升肩膀周圍的血液循環

3
棒式側抬腿
▶ P.68

一邊用肩膀、手臂支撐
上半身，同時收縮體側

1組

**藉由收縮雙腿的肌肉，
讓累積於腳部的血液回流**

長時間沒活動，或是手腳冰冷以至於下半身浮腫時，可活動雙腳促進血液循環。在這套動作菜單的前後，如果加上腳尖彎曲、伸直的動作，更能提高消除浮腫的效果。

消除下半身浮腫

改善雙腳血液循環，減輕水腫

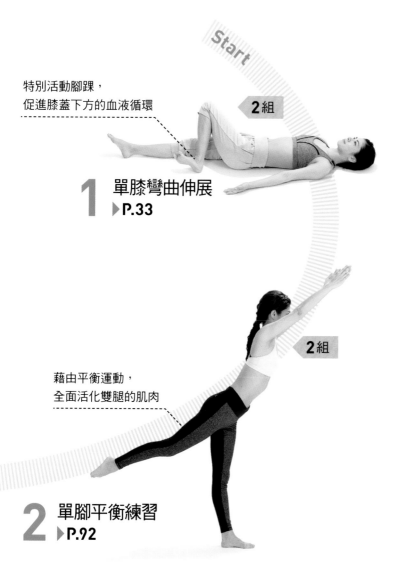

Start

2組

特別活動腳踝，
促進膝蓋下方的血液循環

1 單膝彎曲伸展
▶P.33

2組

藉由平衡運動，
全面活化雙腿的肌肉

2 單腳平衡練習
▶P.92

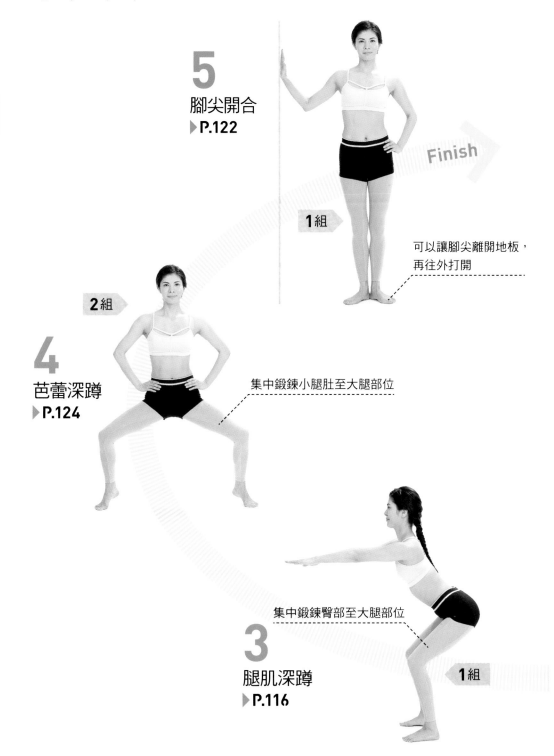

Program

10

消除下半身浮腫

5
腳尖開合
▶P.122

Finish

1組

可以讓腳尖離開地板，
再往外打開

2組

4
芭蕾深蹲
▶P.124

集中鍛鍊小腿肚至大腿部位

集中鍛鍊臀部至大腿部位

3
腿肌深蹲
▶P.116

1組

藉由大動作刺激肌肉，
轉變成全身代謝循環佳的體質

為了把容易滯留於下半身的血液回送至心臟，要針對小腿肚的肌肉
加以刺激；此外，再透過前後踏步、上下活動、轉體、取得平衡等
各式動作來提升血液循環。

促進全身的血液循環，代謝好，自然容易瘦下來

全面提升代謝力，打造易瘦體質

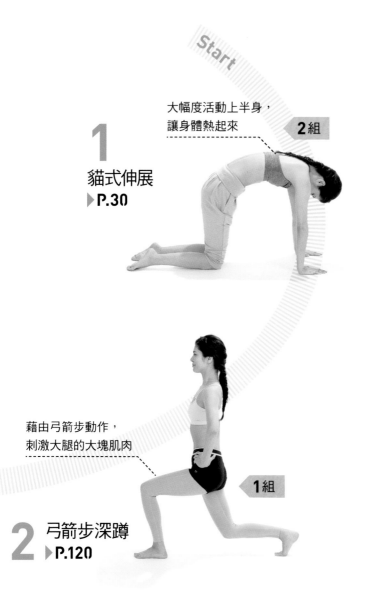

Start

1
貓式伸展
▶P.30

大幅度活動上半身，
讓身體熱起來

2組

藉由弓箭步動作，
刺激大腿的大塊肌肉

1組

2 弓箭步深蹲
▶P.120

全面提升代謝力，打造易瘦體質

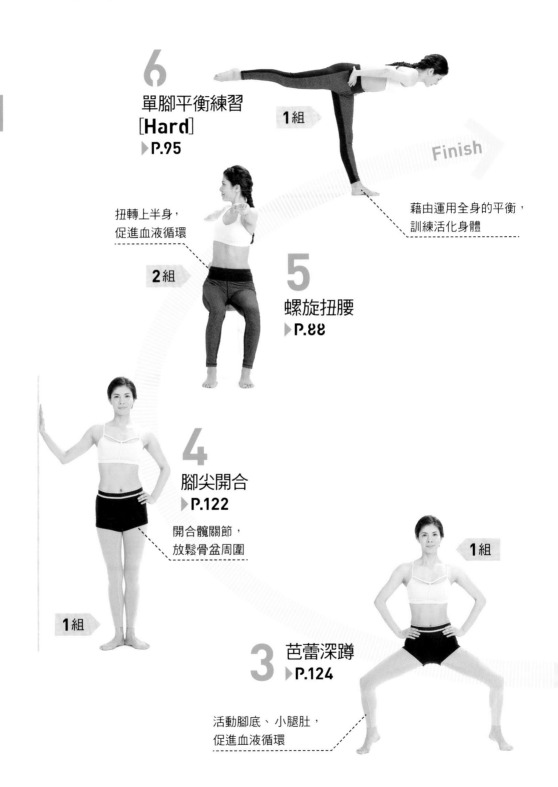

6

單腳平衡練習
[**Hard**]
▶P.95

1組

Finish

藉由運用全身的平衡，
訓練活化身體

扭轉上半身，
促進血液循環

2組

5

螺旋扭腰
▶P.88

4

腳尖開合
▶P.122

開合髖關節，
放鬆骨盆周圍

1組

1組

3

芭蕾深蹲
▶P.124

活動腳底、小腿肚，
促進血液循環

均衡活動全身的肌肉，
改變駝背、小腹前凸及坐姿不正

除了肌力衰退之外，不正常的生活習慣以及不良習慣，都會導致姿勢惡化。首先應放鬆僵硬的身體，鍛鍊維持正確姿勢的肌肉，做動作時，也應留意左右不對稱的情形。

改善姿勢，美體回正

自然養成抬頭挺胸的習慣，擺脫歪斜不正的姿勢

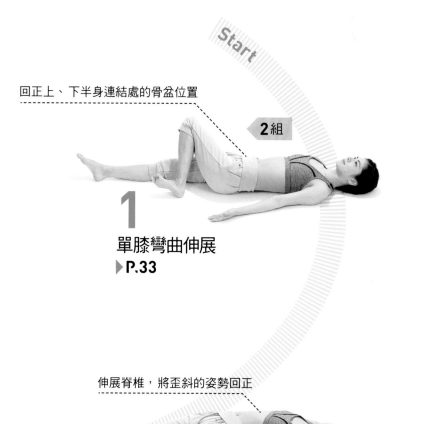

Start

回正上、下半身連結處的骨盆位置

2組

1
單膝彎曲伸展
▶ **P.33**

伸展脊椎，將歪斜的姿勢回正

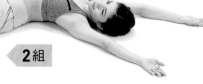

2組

2 體側伸展〔仰躺姿〕
▶ **P.31**

Program

12

改善姿勢，美體回正

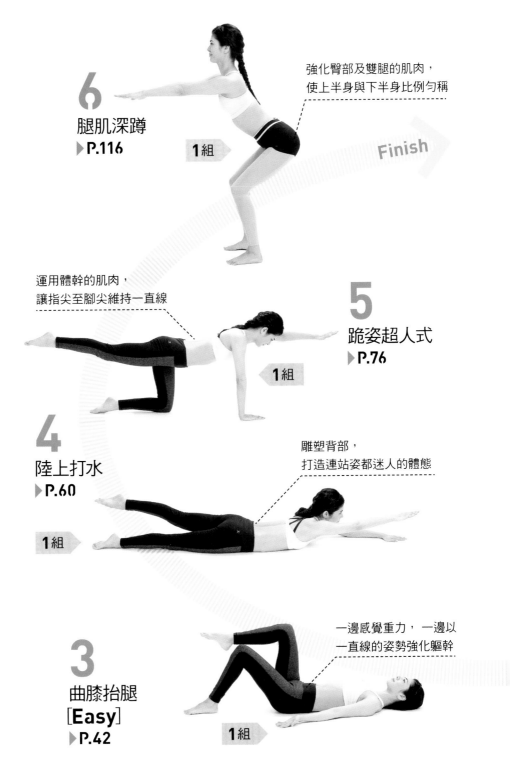

6
腿肌深蹲
▶ **P.116**

1組

強化臀部及雙腿的肌肉，
使上半身與下半身比例勻稱

Finish

運用體幹的肌肉，
讓指尖至腳尖維持一直線

5
跪姿超人式
▶ **P.76**

1組

4
陸上打水
▶ **P.60**

1組

雕塑背部，
打造連站姿都迷人的體態

3
曲膝抬腿
[**Easy**]
▶ **P.42**

1組

一邊感覺重力，一邊以
一直線的姿勢強化軀幹

13

培養手腳活動自如的
協調性與平衡感

這套動作組合是在培養手腳能活動自如，重心可順暢移動的能力，對於提升運動表現以及增強注意力的效果也相當可期。在進行動作4的抬膝時，須留意動作的連動性。

提升運動力和平衡感

改善手腳、體幹動作的協調性

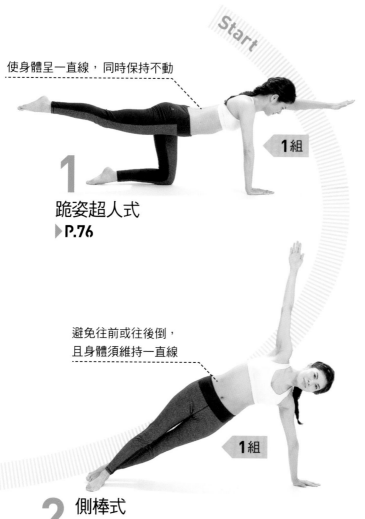

Start

使身體呈一直線，同時保持不動

1組

1 跪姿超人式
▶P.76

避免往前或往後倒，
且身體須維持一直線

1組

2 側棒式
▶P.50

提升運動力和平衡感

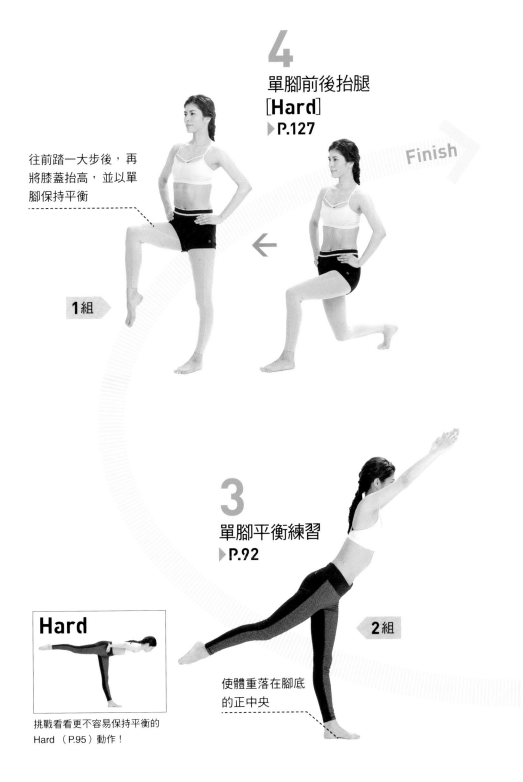

4

單腳前後抬腿
[**Hard**]
▶P.127

往前踏一大步後，再
將膝蓋抬高，並以單
腳保持平衡

Finish

1組

3

單腳平衡練習
▶P.92

2組

Hard

挑戰看看更不容易保持平衡的
Hard（P.95）動作！

使體重落在腳底
的正中央

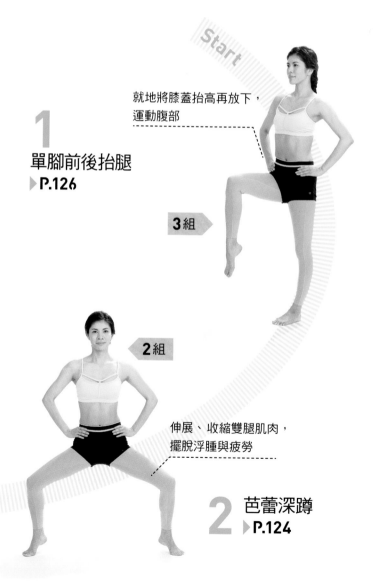

Program 14

10分鐘【站著做運動】

趁家事或工作空檔就能做，不占空間的組合訓練

想做就做，不占空間的動作，10分鐘強化下半身

這套動作組合都是站姿，並不需要多大的空間，真的無法挪出一段時間做訓練時，只須確實做到這套練習即可，也推薦給上班的久坐族起來動一動。

Start

就地將膝蓋抬高再放下，運動腹部

1 單腳前後抬腿
▶ P.126

3組

2組

伸展、收縮雙腿肌肉，擺脫浮腫與疲勞

2 芭蕾深蹲
▶ P.124

10分鐘【站著做運動】

5 單腳平衡練習
[**Easy**]
▶ P.94

一邊取得平衡，
一邊鍛鍊臀部及背部

2組

Finish

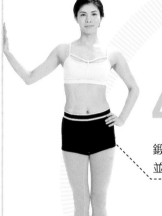

4 腳尖開合
▶ P.122

鍛鍊將髖關節往外打開的肌肉，
並且使骨盆穩定

2組

緊實臀部至大腿後
側的部位

3 腿肌深蹲
▶ P.116

2組

坐著也能有效活動身體的秘訣，就在於姿勢保持一直線

這套動作組合坐在椅子上就可以進行，不要靠著椅背，坐在椅面上 1/3~1/2 即可。將骨盆立起後，使體重平均地落在臀部骨頭上，動作放慢，以確實地運動到腹部。

10分鐘【坐著做運動】

看著電視也能做運動，不占空間的組合訓練

Start

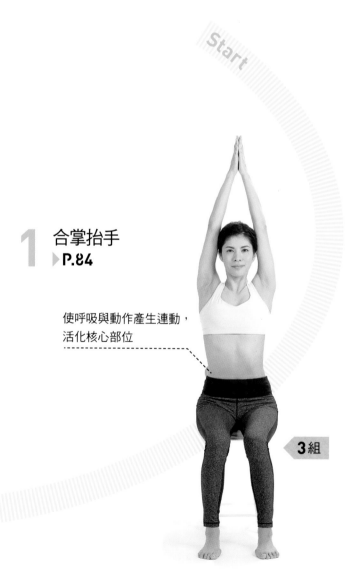

1 合掌抬手
▶ P.84

使呼吸與動作產生連動，
活化核心部位

3組

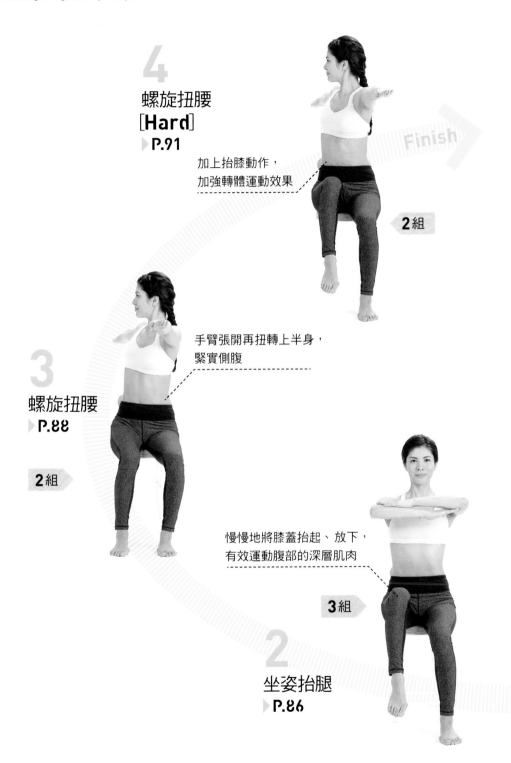

4

螺旋扭腰
[**Hard**]
▶ P.91

加上抬膝動作，
加強轉體運動效果

2組

Finish

3

螺旋扭腰
▶ P.88

手臂張開再扭轉上半身，
緊實側腹

2組

慢慢地將膝蓋抬起、放下，
有效運動腹部的深層肌肉

3組

2

坐姿抬腿
▶ P.86

【超高效】女子瘦身肌力訓練：先練核心深層肌、再練單一部位！改變
肌力訓練順序，成功瘦出微肌曲線 / MAYUMI 監修；-- 初版 .一新北市：
幸福文化初版；遠足文化發行 , 2018.09
面；公分
ISBN 978-986-96358-6-8

1. 健身運動　2. 塑身

411.711　　107007829

好健康 007

【超高效】女子瘦身肌力訓練

先練核心深層肌、再練單一部位！
改變肌力訓練順序，成功瘦出微肌曲線

監　　　修：MAYUMI
責任編輯：賴秉薇
封面設計：比比司設計工作室
內文排版：王氏研創藝術有限公司
印　　　務：黃禮賢、李孟儒

出版總監：黃文慧
副　總　編：梁淑玲、林麗文
主　　　編：蕭歆儀、黃佳燕、賴秉薇
行銷企劃：莊晏青、陳詩婷

社　　　長：郭重興
發行人兼出版總監：曾大福
出　　　版：幸福文化出版
地　　　址：231 新北市新店區民權路 108-1 號 8 樓
網　　　址：https://www.facebook.com/
　　　　　　happinessbookrep/
電　　　話：（02）2218-1417
傳　　　真：（02）2218-8057

發　　　行：遠足文化事業股份有限公司
地　　　址：231 新北市新店區民權路 108-2 號 9 樓
電　　　話：（02）2218-1417　傳真：（02）2218-1142
電　　　郵：service@bookrep.com.tw
郵撥帳號：19504465
客服電話：0800-221-029
網　　　址：www.bookrep.com.tw

法律顧問：華洋法律事務所 蘇文生律師
印　　　刷：中原造像股份有限公司

初版一刷：西元 2018 年 9 月
初版四刷：西元 2020 年 7 月
定　　　價：350 元

Printed in Taiwan
著作權所有　侵犯必究

FUKKIN WO UTSUKUSHIKU MISERU! JOSHI NO TAIKAN TRAINING
© SEIBIDO SHUPPAN 2017
Originally published in Japan in 2017 by SEIBIDO SHUPPAN CO., LTD.，
Traditional Chinese translation rights arranged with SEIBIDO SHUPPAN CO., LTD.，
through TOHAN CORPORATION, and Keio Cultural Enterprise Co., Ltd.